心理咨询与治疗的案例评估和分析

刘稚颖　吴继霞　李　鸣／著

中国轻工业出版社

图书在版编目（CIP）数据

心理咨询与治疗的案例评估和分析／刘稚颖，吴继霞，李鸣著. —北京：中国轻工业出版社，2018.3（2024.5重印）

ISBN 978-7-5184-1795-7

Ⅰ.①心… Ⅱ.①刘… ②吴… ③李… Ⅲ.①心理咨询－案例②精神疗法－案例 Ⅳ.①R395.6②R749.055

中国版本图书馆CIP数据核字（2017）第312756号

责任编辑：孙蔚雯　　责任终审：杜文勇

策划编辑：唐　淼　　责任校对：刘志颖　　责任监印：吴维斌

出版发行：中国轻工业出版社（北京鲁谷东街5号，邮编：100040）

印　　刷：三河市鑫金马印装有限公司

经　　销：各地新华书店

版　　次：2024年5月第1版第7次印刷

开　　本：710×1000　1/16　印张：11

字　　数：90千字

书　　号：ISBN 978-7-5184-1795-7　　定价：38.00元

读者热线：010-65181109

发行电话：010-85119832　　010-85119912

网　　址：http://www.chlip.com.cn　http://www.wqedu.com

电子信箱：1012305542@qq.com

版权所有　侵权必究

如发现图书残缺请拨打读者热线联系调换

240632Y2C107ZBW

推荐序一

心理治疗是一门实践性很强的学科，需要我们根据来访者的实际情况，循序渐进地对具体的案情进行概念化，并通过个案概念化过程体现并验证治疗师的相关理念和观点。接受心理治疗培训者都将会面临这样的挑战：如何将所学的理论、技术应用于临床实践之中；如何将精神分析、认知行为、人本主义的理论思想转化为治疗师在咨询过程中的言谈举止。《心理咨询与治疗的案例评估和分析》一书在这一方面为我们提供了有用的指导——这也是我推荐此书的初衷。

案例分析读物对于帮助那些在治疗中遇到困难和问题的治疗师来说，无疑是一种福音。阅读此类书籍可从中汲取类似的体验和经验，为自己的咨询和治疗实践带来启发。

本书从心理治疗的三大理论入手，根据理论类别，针对性地选择相应的案例进行讲解、演示和剖析。

撰写案例分析书籍，需要具备一定的心理治疗理论基础和扎实的临床实践功底。本书的作者在心理学和精神病学领域均接受了系统教育和长期培训，同时在职业经历中积累了充分的临床实践经验。自从我国 1997 年在云南开启首期"中德高级心理治疗师连续培训项目"（即著名的"中德班"）以来，已培养出许多心理治疗的领军人才和骨干，刘稚颖、李鸣即是其中学识渊博、技能全面的两位。其中，李鸣作为一位精神科医生出身的心理治疗师，曾担任该项目的中方教员、翻译组长，刘稚颖也是优秀学员兼任专业翻译，为"中德班"做出过杰出贡献。20 年来，他们一直活跃在心理治疗的教学、实践、督导等领域，为推动心理治疗在我国的发展而不懈努力。

在经历了心理咨询师考证应试教育、速成培训的粗放式发展阶段后，未来的临床心理学应用人才培养将更加注重在学历教育阶段加强理论学习与个案概念化的结合，增强案例工作的实务操作技能。人数已达百万之众、遍布各行各业的持有"心理咨询师"证书的心理学爱好者、专兼职心理健康服务人员，更加需要在理论结合实际的专门培训中强化知识技能。相信本书会是有价值的心理咨询师培训教材，也会是临床心理专业人才便利的参考书。

赵旭东

同济大学医学院教授，博士生导师，精神科主任医师

中国心理卫生协会副理事长，中华医学会心身医学专业委员会副主任委员

中国心理学会临床与咨询心理学专业委员会前任主任委员

世界心理治疗学会副主席，德国德中心理治疗研究院中方名誉主席

推荐序二

案例教学法自 20 世纪初产生于哈佛大学之后，在商学、法学、管理学、教育学等社会科学的教学中已经得到广泛的应用，在医学等自然学科领域也逐渐受到重视。据称在哈佛商学院，案例教学法已然成为一种基本的教学方法，大多数课程都以案例教学的方式进行，学生在学期间研讨的案例个数竟达四五百之多。一个在学期间对数百案例进行过仔细分析和思考的学生，他在毕业的时候所能达到的专业高度和境界，无不令雇主或是同行另眼相看，甚至肃然起敬！

在社会科学领域的教学中，理论与实践的关系问题，是制约全部教学目标和教学质量的关键所在；谁能够较好地解决这个关键的难点，谁就可以理直气壮地宣称已经实现了教学的目标，确保了基本的教学质量。近百年来的实践表明，案例教学法正是解决这个关键难点最行之有效的教学方法之一。

要运用好案例教学法，使其产生应有的教学效果，应该有两个要点：一是向学生呈现合适的案例，引领学生"入场"；二是以相关的理论为基础引导学生对案例进行分析、思考，并找出解决问题的办法。所谓案例，虽然在课堂上大多是以书面的形式呈现给学生的，但书面形式所承载的内容，应该是真实问题的现场再现，抑或是模拟，因此，案例本身的典型性、真实性、关联性，就显得至关重要，它是案例教学法有效性的先决条件。一个好的案例，一旦呈现在学生面前，其效果就应该是能够很快将学生引领入场，使学生感到身临其境，并有助于他们识别、体认这一特定场景中真实的矛盾和问题之所在。学生一旦入场之后，重要之处在于引导学生独立地分析和思考其中的矛盾问题，引导学生在一般的理论原理与这一特定场景中的特定问题之间不断地来回往返以建立起某种联系，引导他们反复地寻求解决实际问题的途径和办法。案例教学法在实施的过程中，虽然也离不开小组的讨论与合作，离不开相互的论辩，但它在本质上是一种没有唯一正确答案的教学方法，因而是一种培养独立的分析和思考真实问题能力的方法。

刘稚颖教授及其研究团队所著《心理咨询与治疗的案例评估和分析》一书，是将案例教学法运用于"心理咨询与治疗"课程教学的一次有益尝试，也是苏州大学研究生案例教材立项课题的研究成果。这本书的特点，一是案例素材全都来自作者本人多年的心理咨询实践，在此积淀上经过选择和重新创作而编写出来的案例，真实而典型，具有较好的实践基础；二是这些案例在作者承担的应用心理专业硕士研究生教学过程中得到反复的探讨和提炼，具有较好的教学基础；三是全书力求理论与实践的紧密结合，形成了理论引导、案例呈现、技术分析、总结点评的分析思路和技术路线，有利于读者在理论与实践结合的基础上运用。这本书的出版，对于心理咨询与治疗方向研究生的培养，对于专业学位研究生案例教材的建设，都是有积极意义的。

周川

苏州大学教育科学研究院教授、院长，博士生导师

全国高等教育学专业委员会常务理事

全国院校研究会副理事长

前　言

一、心理咨询师的成长历程

无论是在大学本科生和研究生的课堂上，还是在社会招生的心理咨询师培训班上，总有人问："如何才能成为一名胜任的心理咨询师？"每当此时，我只能笼统地回答，要系统学习心理学知识，要熟悉心理咨询与治疗的基本理论，还要积累大量的实践经验，并且接受高水平的专业督导。然后我又得继续回答更多的问题，如："除了大学心理系，还能在哪里系统学习心理学知识？""可否推荐一些介绍心理咨询与治疗基本理论的经典书目？""怎么才能获得实践机会并积累经验？""到哪里去找专业的督导？"等等。

我不得不给初学者泼一点冷水：心理咨询师的成长历程需要付出大量的时间、精力和十分的努力，快速成才的捷径是没有的。如果没有机会进入大学心理系学习心理学基础课程，那就自学主要的心理学课程教材（不是通俗读物！！），或者参加成人自学考试、心理学研究生课程班、心理咨询师资质认证的专业培训班……也有机会学习此类课程。心理学基础课程学完后，就开始学习临床心理学方向的专业课程，包括变态心理学、心理评估与诊断、心理咨询与治疗等。

学完上述课程，如果你还坚定地想要成为一名心理咨询师，那么就一定要努力去寻找各种实践的机会。因为心理咨询与治疗是一门应用性的科学和技能，只有在亲身实践中才能将学习的知识转变为个人的专业能力。实践的途径有很多种，可申请到专业机构实习，可参加咨询师的督导活动，或者参加社会公益志愿者活动，等等。从观摩别人的咨询案例，到自己开始接触一些不太复杂的案例，慢慢积累临床经验。在这个过程中，咨询师会逐渐形成个人的理论取向偏好，并进一步在该领域内深入学习和继续提高专业技能。值得强调的是，在实践过程中，持续地接受专业督导是必不可少的。如果咨询机构自身已建立督导的制度，那就是非常幸运的。如果实践的地方没有能力提供专业督导，咨询师就只能自己去寻找接受督导的机会，包括到外地参加收费的督导活动，近来也有通过网络提供督导的途径。

总之，要成为一名有胜任力的心理咨询师，绝非努力学习这么简单，而需要学习理论＋实践活动＋专业督导＋持续积累。

二、理论分化与整合之道

1900 年，奥地利精神科医生、心理学家、精神分析学创始人西格蒙德·弗洛伊德（Sigmund Freud, 1856—1939）出版了《梦的解析》，标志着精神分析理论的日渐成熟并确立了在临床心理学领域的主导地位。1930 年，美国心理学家、行为主义创始人华生（John Watson, 1878—1958）报告了著名的阿尔伯特和小白鼠的案例，此后，更多新的治疗方法的论文发表出来，行为治疗的理论及技术开始被接受并得到推广，标志着心理治疗的第二大流派的力量不断增强。随后，阿伦·贝克（Aaron Beck, 1912—2021）和阿尔伯特·艾利斯（Albert Ellis, 1913—2007）的认知治疗方法也在临床实践中取得瞩目的成就，并与行为治疗逐步融合，统称为认知行为流派。1951 年，卡尔·罗杰斯（Carl Rogers, 1902—1987）出版了《来访者中心疗法》，在心理治疗和研究领域引起极大反响。此后，心理治疗的第三大流派——人本、存在主义疗法得到了迅速发展。

心理治疗三大流派的主导地位在 20 世纪的后期受到心理学后现代思潮的冲击，其中最为突出的当数焦点解决短期治疗与叙事疗法。新的理论和治疗方法层出不穷，有人曾估计目前可用的心理治疗方法达 400 种以上，心理咨询师正面临"选择焦虑症"！

自 20 世纪 80 年代以来，心理治疗领域的整合运动开始出现，这种运动旨在将不同理论的优势进行整合，从而发展出更为完整的理论和更为有效的治疗方法。随着对不同治疗方法的临床实证研究获得越来越多的成果，研究者们已经不再争论"哪种疗法最好"，转而致力于探讨"哪种疗法对哪些类型问题最为有效"。心理咨询师在实际工作中所面对的是形形色色的来访者以及形形色色的问题，没有任何一个单一的理论能够解释所有的问题，也没有任何一种单一的治疗技术对所有来访者都有效，因此，整合的模型成为临床工作者的首选。有效的治疗师应该能够根据来访者的独特背景和个性化需求进行评估，以确定什么样的理论和技术对解决当前问题最有效。

当咨询师采用整合的观点来进行思考时，就会发现，不同的理论在治疗实践中都起着非常重要的作用。每一种理论都有其独特的贡献和专门的技术，也都存在一定的局限性。咨询师通过探索不同理论之间的差异，寻找适合自己的一种或几种主要的理论体系及技术，同时也学习、兼容其他理论和方法。对于自己不擅长的问题领域或不匹配的来访者类型，就需要将来访者转介给更适合的咨询师。

发展整合的能力是一个需要不断努力的过程，这意味着在咨询师的职业生涯中，基础理论学习阶段应该广泛地学习各种主要的流派和方法，然后在实践中逐渐形成自己的主导方向和优势。

三、如何使用本书

本书可作为心理咨询与治疗理论课程的配套案例教材，适用于相关专业本科生和研究生教学，也适用于心理咨询师的基础技能培训。本书基于理论整合的观点，为心理咨询初学者提供三大主要理论体系的基本工作思路，并通过具体的案例进行展示和讲解。有关各理论流派的专业概念和系统知识，请读者参阅各章后面的参考文献。本书每一章的开始，先简要介绍本章所涉及的理论体系和主要技术，然后进行案例呈现，最后对本案例中运用了哪些主要的理论和技术进行分析点评，帮助读者将理论知识与具体的实践操作过程联系起来，以获得更为直观的学习体验。

需要指出的是，在一个具体的案例当中，不可能使用到所有的理论知识，也不可能应用到该理论的全部技术，因此，分析点评仅限于讲解本案例工作中出现的概念和方法。由于不同理论流派的工作模式差别较大，各章的案例呈现也表现出各自的特点：

- 第一章基本助人技术，主要以对话方式呈现；
- 第二章心理动力学疗法，以个案概念化分析为重点教学内容，治疗过程介绍比较简略；
- 第三章认知行为疗法，展示了比较完整的案例结构，尤其侧重于个案概念化模型和治疗过程的介绍；
- 第四章基于人本和发展理论的咨询，表现形式最为自由，以咨询师的分析和总结为主要内容。

另外，对于一个具体的问题，不同的咨询师可能有不同的临床思路和工作方向，所以本书中咨询师对案例的分析和处理并不意味着就是唯一的"标准答案"。建议教学者在使用本书的案例时，可以加入自己的专业分析，也可以鼓励学生进行发散性讨论，想象如果自己是此案例的咨询师，将会如何进行思考和实际操作。每个案例的后面还附有思考与练习题，希望学习者通过对案例的学习，超越案例的具体细节，在更广阔的范围内学习和总结与案例相关的知识与方法，培养临床思维能力。

目　录

表　索　引

图 索 引

第一章　基本助人技术

有效的心理咨询的共同因素

　　心理咨询与治疗是运用心理学的理论和方法，帮助有心理困扰的个体更好地实现自我发展和社会适应的一种专业助人活动。如果我们把 20 世纪初弗洛伊德创立精神分析疗法作为现代心理咨询与治疗的开端，那么经过 100 多年的时间，她已经发展为以心理动力学、认知行为、存在人本三大流派为基础框架、其他多种理论技术各自争锋的繁荣景象。初学者面对如此众多的理论流派和眼花缭乱的技术方法，难免会感到无所适从。也有人在受到不同流派之间互相争论、排斥的舆论误导或从众压力下，片面地只对一种流派的理论方法感兴趣。

　　由于流派之争甚嚣尘上，于是就有专业人员开始对不同的心理治疗方法进行临床疗效研究。一系列包含了不同研究对象及多种研究方法的临床疗效研究结果均表明，不同流派的心理治疗的疗效并未发现存在显著差异（Trull & Phares，2005）。对这一现象的原因假设当然有很多看法，目前较为普遍接受的解释是：有效的心理咨询无论其理论取向为何，都包含了如下有助于来访者积极改变的共同核心要素——良好的咨询关系和治疗联盟；信念和期望的塑造；情绪的释放和宣泄；减轻焦虑、缓解紧张；解释和领悟；能力的培养（适应性提高）。Lambert 和 Bergin（1994）根据他们认为的与阳性治疗结果（阳性的含义是指接受治疗者的积极改变与未接受治疗者存在显著差异）有关的一系列过程提出了共同因素清单。他们将有效因素分为三类：支持因素（积极的关系、信任、情绪宣泄、共情、接纳等）、学习因素（认知学习、矫正性情感体验、反馈、内省、领悟等），以及行动因素（自我控制、行为调整、暴露、示范、现实检验、修通等）。

助人三阶段与基本助人技术

对应于心理咨询共同因素的理论假设，在具体的实践活动中，咨询师也应该学习并掌握有助于促进来访者积极改变的基本助人技术。在多年的临床实践和教学培训中，《助人技术》的作者希尔教授（2013）提出了助人三阶段的理论框架，即心理咨询的基本过程可概括为探索、领悟和行动三个阶段，每个阶段所使用的基本技术各有特点。在专业学习的第一阶段，咨询师应首先具备基本的助人技术，完成三阶段的基本目标；在此基础上，进一步运用各种系统理论和技术来促进每一阶段的特定咨询效果。

探索阶段的目标主要有：与来访者发展咨询关系，专注、倾听和观察，帮助来访者探索想法、体验和表达情感，从而尽可能全面准确地理解来访者的问题。领悟阶段的目标是促进来访者对自己问题的觉察和领悟，能从新的角度理解自己的认知－情感－行为之间的关系，认识到自己的责任，产生新的认知和情感体验，并开始朝向改变的行动。最后在行动阶段，来访者需要设立目标、学习行动策略、进行行动的尝试并逐渐形成有效的行动模式。

以上三阶段中所使用的基本助人技术，可归纳为以下12种。

① **认可**：提供情感支持、安慰、鼓励和强化。

② **封闭式提问**：获取有限的／特定的信息或数据。

③ **开放式提问**（针对想法、针对情感、针对领悟、针对行动）：要求来访者澄清或探索想法、情感、领悟、行动。

④ **重述**：对当事人所说的内容或意义进行简单的重复或是换一种说法，

进行反馈、澄清或释义。

⑤ **情感反映**：对当事人的陈述进行重复或重新表述，对当事人的感受进行清晰的辨别。

⑥ **挑战**：指出当事人未觉察到且不能处理或不愿意改变的不一致、矛盾、防御或非理性信念。

⑦ **解释**：比当事人表达的或意识到的更深入一些，对行为、想法或情感给予一些新的含义、原因或解释，使得当事人能从一个新的角度来看问题。

⑧ **自我表露**：披露与助人者非当下的体验或感受有关的一些个人信息。

⑨ **即时化**：助人者表露自己的即时感受。

⑩ **提供信息**：以数据、事实、观点、资源或回答问题的方式提供信息。

⑪ **直接指导**：提供建议、指导、说明，以促进来访者改变。

⑫ **其他**：与来访者问题无关的一些陈述。

心理咨询师在每一次的会谈中，都要根据案例所处的阶段目标，综合运用以上基本助人技术，以达到较好的帮助效果。

案例 1 我和男朋友之间有一个学姐

咨询背景：这是两名心理咨询师之间的一个技术练习，其中一名扮演来访者，另一名扮演咨询师。

以下是对话录音的转录稿，在使用了基本助人技术的语句后面，用数字序号做了标注，分别对应于上述 12 种助人技术中该序号所代表的特定技术。A 代表咨询师，B 代表来访者。

A：你好，你今天想要讨论哪方面的话题呢？ ③

B：我想跟你谈一谈我和我男朋友感情的问题。

A：嗯嗯。①

B：就是我现在有点犹豫，要不要跟他分手。我跟男朋友之间有一个学姐，他们关系很好。

A：是男朋友的学姐？ ②

B：男朋友比我高一级，刚开始我和他都是学委，在工作中有过接触。因为他比我高一届，在很多事情上都会指导我，所以有一次我就用一个陌生的 QQ 试探他到底有没有女朋友，他说没有，后来他感觉到是我，就跟我确认了。然后我就问他，"我做你女朋友好不好？"他说好，我们两个就在一起了。

A：嗯嗯，那刚刚你说到的学姐是一个怎样的情况呢？ ③

B：我男朋友有一个小团体，里面是三男两女，这个学姐是团体中的一个，我男朋友之前有一个谈了 6 年的女朋友，从高中开始的。

A：哦，以前的女朋友。①

B：对，后来不知道为什么那个前女友说了些狠话就出国了。那段时间我男朋友特别痛苦，这个学姐就跟他关系特别好，跟另一个男生一起就陪着他度过这段时间。

A：所以是另一个男生和这个学姐陪你的男朋友度过了之前分手后最艰难的那段时间。④

B：对。

A：看来他们之间的关系不错。④

B：嗯，但是现在的问题是，我觉得这个学姐是我男朋友的好朋友，我第一次跟这个小团体出去，我还是比较胆小害羞的。

A：哦。

B：路上我就跟学姐走在一起，聊得也挺愉快的。我就特别开心，觉得有这个学姐真好，我就对她特别好，但是后来我男朋友就非常不满意我跟学姐的交往，甚至质疑我故意跟学姐套近乎。

A：那后面的事情是怎么发生的呢？③就是一开始你跟那个小团体去玩，你刚才说你跟学姐交流的过程还是比较愉快的，⑤也觉得她对你挺好的，④所以男朋友那个反应是当天就对你表达出来的吗？②

B：不是，当时觉得挺好，后来有一个晚上我跟学姐在聊天，大概晚上 11 点来钟，聊到一些挺好玩的内容，我就截图给我男朋友。

A：是在手机上聊天。④

B：对对，在手机上聊天，因为我也把她当成好朋友。

A：确实也很聊得来，所以聊了很久。④

B：嗯～聊了很久。

A：所以你当时为什么要截图给男朋友看呢？③这是你跟学姐聊的内容。

B：当时就觉得跟男朋友在聊天。

A：你同一个时间在跟学姐还有男朋友聊天。然后跟学姐聊到很好玩的东西，你想分享给男朋友看。④

B：对对，我只是想分享给男朋友看一看，但是我没有想到男朋友的反应出乎我的意料。男朋友就说，你不睡觉还耽误别人睡觉。

A：嗯……①

B：可是明明学姐也在跟我男朋友聊天，然后也在跟我聊天，我根本没有耽误学姐睡觉。他的反应就是直接说你不睡觉，还耽误学姐睡觉了。

A：所以当时这个反应你是感到很意外的。⑤

B：对，我觉得特委屈。

A：噢，你的委屈是觉得他不理解和指责你了吗？⑤

B：对对对，因为学姐并没有睡觉，而且她跟我男朋友在聊着天。

A：你知道吗？②

B：对，学姐告诉我的，她也跟我男朋友聊着天。

A：所以你当时推测学姐还在一个很活跃的状态，并不是很困了要睡觉，所以你也跟她继续聊。④

B：这一点我倒是没有想到，但是你这么一说，我倒想起来，是噢～学姐还做了一些事情让我特别难过，她会在我面前说一些感觉很好的话，但是到我男朋友面前就会说另一些话。还有一件事情。我从日本回来，带了一些化妆品，自己舍不得用。当时我觉得学姐很好，她也是我男朋友的好朋友，我就把化妆品给了她。给了她以后，我男朋友很快就知道这件事情了，男朋友就很生气地来指责我。

A：好像你跟学姐发生的事情，男朋友都马上就知道了。④

B：对。

A：然后男朋友指责你什么呢？③

B：他在质疑我的人品，他问我："你是不是有什么意图要接近她？你了解她吗？你知道她是什么样的人吗？你为什么要跟她套近乎？"

A：所以你猜男朋友说这些话是不同意你跟学姐走那么近吗？④

B：对，后来就是因为这样我就听了男朋友的话。后来还发生了一些事情，学姐也变得对我非常的冷淡。我是一个见了人就跟人比较"二"的那种，好远就跟人打招呼。

A：嗯，很热情，很真心的。④

B：对。可好几次跟学姐打招呼，学姐就当没看见我一样。

A：所以这个态度前后有变化了？④

B：对对。

A：你知道为什么吗？③

B：不知道呀就是！

A：所以你对这件事情其实挺困惑的。⑤

B：是。还有我总觉得我是他的女朋友，为什么他每一次都相信学姐而来指责我。

A：所以你现在发现你和学姐的某一些交往，男朋友不满意，对吗？④

B：对。

A：之前是说你耽误人家休息了，后来是说你不了解学姐是一个怎样的人，为什么要跟她套近乎。④ 那你现在能理解男朋友的不满意到底是出于一个怎样的考虑吗？③

B：我的感觉还是他向着学姐。

A：噢……你有这个感觉。④

B：对！因为有一次，我们晚上出去散步，然后散完步男朋友就抱抱我说说话，他忽然就发感慨说，如果不是学姐有男朋友了，他就会跟她在一起。

A：这么说的话，他对学姐的感觉还是挺亲近的。④

B：嗯，我当时就很慢热的，那时我们刚刚在一起，我都没往那个方面想。

A：你没有听出他话里的意思……④

B：对，当时我都没觉得有什么不妥的地方，但是后来发生的那些事情，会让我想到这些。

A：所以那个话是很早就说了。还没有因为学姐发生很多不愉快的事情之前，他其实就会不经意间有这么一些感慨。④

B：对的。学姐谈的那个男朋友也是小团体当中的一个，也是他们的同班同学。后来学姐跟她男朋友闹分手，那一天我男朋友就很不正常了，心情也特别不好，我跟他打电话，他也很不耐烦。后来我就哀求他跟我出来散散步，没想到反而成了分手。

A：他那天跟你提分手了？④

B：对，提了分手。

A：他是怎么说的？③

B：那天不知道怎么的，我们就吵起来了，争吵以后他就说我们分开吧。当时听了这句话，我就扭头跑回宿舍去了。结果第二天，我就哀求他。然后他就同意跟我和好了。但是有一个前提条件，要我跟我妈妈打电话，告诉我妈妈我们两个谈恋爱的事情。我们俩是去年寒假在一块的，在一起没几天，我就告诉了我妈妈我谈恋爱的事情，我妈妈认为我们两个家庭条件差别很大，家庭环境也差别很大，然后我妈妈就不同意我谈恋爱，建议我分手。

A：差别最主要是什么方面？③

B：我妈认为他来自一个大家庭，然后是农村的，很多生活习惯，家庭的经济条件，跟我都有很大的差别。我妈妈担心我以后去他们家会吃苦受累。

A：你知道你妈妈有点担心。④

B：对，然后我就跟他"分开"了。

A：所以你妈妈不同意的这个意见，你男朋友是知道的。④

B：嗯，我大概跟他说过我妈不同意，他这一次要和好的时候就提出这个要求，然后我就给我妈妈打了电话。其实我们已经和好了，分开我妈妈知道，但是我俩又偷偷在一起了。这次打电话，我妈妈非常爱我，虽然她心里很难过，但她还是同意了。

A：那这个分手是原本他心情不好想要跟你分手，还是说学姐分手的事情对他有影响？③有关联吗？我只是猜。②

B：我觉得没有关联，之前虽然也吵架，但事后他会给我道歉。

A：但是那天他提分手了。⑥

B：是，对。

A：你觉得分手就是单纯的你和他的关系，跟学姐没关系？⑥

B：我觉得是有的。

A：你觉得是有的。①

B：对，我当时就在想，是不是学姐分手了，他也受什么刺激了。

A：你猜测，学姐跟男朋友关系不好，他是受影响的。④

B：嗯嗯嗯，对。

A：你感觉他对于你们的分手，有没有难过？③

B：我也不知道。后来那一段时间，他就整天心情不好，我怎么哄他，都不行。

A：总之有一点，学姐的恋爱关系发生了变化，他的心情也就不稳定了。④

B：对，然后就持续了一段时间，有一天，他不知道又发什么神经，忽然就跟我说，这段时间他对我的态度不好，他以后要好好对我，然后这件事情就这么过去了。

A：嗯，所以你跟他的关系和学姐的感情状态还是有一定关联的，或者说，有一个人对他的情绪是有影响的，对吗？⑦

B：对！

A：所以这个关系的复杂性体现在这里，第二个就是，你跟他要求和好的时候，他向你提的条件是你要告诉你妈妈。④你理解他为什么要提这个条件吗？③

B：我猜想我男朋友觉得我家庭条件比他好，他心里有些自卑吧。

　　所以他想让我妈妈知道这件事情。

A：就想看到你妈妈的态度。④

B：对。

A：从这里面能看得出来，他还是很认真地想跟你保有这样一段关系的。④

B：嗯嗯，可是一牵扯到学姐的事情，我们就会争吵，有时候我自己坐在自习室里，会想起他每次因为学姐指责我，甚至骂我。

A：后来你不是跟学姐疏远了吗？他还继续指责你吗？　②

B：后来我跟学姐不太联系，可是他跟学姐在一个班啊。

A：噢～他们俩还是经常有来往的。④

B：对，因为学姐是学生社会部部长，然后她就随意让我男朋友直接进了他们部做副部长，有一次搞个活动，那天我正好生病了，在自习室里很不舒服，我想让男朋友来一下，他直接没理我，跟学姐去负责一些活动的事情了。我就觉得特别的难过，在自习室里大哭了一场。

A：所以，你哭，是不是觉得在你最需要的时候，男朋友不能放下工作来陪你。⑤

B：是啊，他做工作可以啊，可是这个任职明明就不符合常理的，她直接任命他做副部长，而且我觉得男朋友对这件事情还特别的上心和积极。我这边生病了，我感觉他一点都不在乎我。虽然说活动结束后他来了，但是他始终没有表现出那种关心的样子。

A：所以你对男朋友有那么多感到委屈的地方，⑤这些方面，你们俩交流过吗？　③

B：嗯，我也告诉过他，他每次都说不是我想的那个样子，他也不多做什么解释。

A：他不解释。④

B：对，他说不是我想的那个样子，每次他还说因为你是女朋友，所以跟别人不一样。可是我这是什么女朋友呢？还不如他对一个学姐好。

A：所以你现在作为他的女朋友，没有得到你想要的那样一种感情。⑤

B：是的，还发生一件事情就是，我男朋友很少发说说*、朋友圈**之类的，结果有一次他发了一条说说——在他心里有两个人是永远不能撼动的。当时我觉得特别开心，我以为那个人是我，结果一问下来，不是我，是学姐！

A：不是有两个人吗？③

B：另外一个人，就是陪他度过失恋期的那个。当时我心里特别的绝望。

A：你在他心里的地位没有那两个人重要。⑦

B：嗯，我是这么觉得。

A：所以你现在回头看，你谈的这段恋爱，是你想要的那种恋爱的关系吗？②

B：这是我第一次谈恋爱，可是我不想要这个样子。

A：你虽然没有很多经验，但是你自己的感觉告诉你，这段恋爱现在没有让你很满足、很幸福。⑤

B：对，有时候我就感觉我跟不恋爱有什么区别呢？经常是我一个人，跟"单身狗"没啥区别。

A：所以今天来讨论这件事情，刚才前因后果也分析了很多，也分析了你男朋友跟朋友的关系、学姐的关系和跟你交往的这个过程，然后你现在想想怎么对待这段感情呢？③

B：其实我也在想，我也问过我宿舍的同学。因为他比我长一届，

---

* "说说"是社交软件 QQ 空间的一个功能。
** "朋友圈"是社交软件微信的一个功能。

在很多事情上也可以指导我，陪伴我，恋爱开始的时候，我也体验到了那种特别的新奇和甜蜜，其实我也知道我们俩不可能在一起，但是我只是觉得有这么一个人在身边能指导我，还是挺好的。

A：像是一段时间内可以互相支持的一种关系。④

B：对。

A：像吗？ ⑥

B：是的，我现在恨不得他马上毕业走。

A：如果他毕业了，你觉得你们的关系会怎么样？ ③ 比如说，你会不会跟着他走，他会不会为你留下来？

B：不知道，我只是知道我不会跟他走，但是他具体愿不愿意留下这个问题，我是没有考虑过的。

A：所以目前这个阶段，觉得这段感情还是可以给你带来很多美好的感受，也有一些帮助。④ 在这段感情里面，你们也经常会有争吵，会有痛苦，那这个部分，你会因为维持了这段感情然后接受它吗？

B：哎……有时候的争吵太痛苦了，就特别伤害我，我经常会一个人的时候想到这些，会觉得特别的委屈，我都想打我自己一巴掌，也想冲过去打我男朋友，打那个学姐一巴掌。我甚至想要自杀，当然也不是真的去自杀，我就想如果我自杀，他们会怎么样。

A：听起来有很多愤怒？ ⑤

B：对！

A：因为无论打自己，还是打男朋友，还是打学姐，包括最猛烈的伤害自己，感觉就是有很多的不满。⑤

B：对。

A：嗯，还是有的，但你现在并没有渠道把它处理掉，所以你是把这个愤怒暂时压在心里了吗？⑥

B：对，因为我每次去跟他说这件事情的时候，如果我每次坚持就会进入新一轮的争吵，我真的不想再吵了。

A：所以去跟他交流试图改善目前的这样一个状态，看起来不是特别有效。④

B：对，他每次都认为我想多了，说不是我想的那个样子，要么他就发火。之后我是真的不想再吵了。

A：所以现在要维持关系，就不能老是去跟他说这件事情，⑪可是如果不说这件事情呢，他还这样对待你，你心里又很难过。⑤

B：我就觉得特别的委屈，脑子里经常会回想起这些事情来，就会觉得特别特别难受。

A：嗯嗯，但是刚才你也说到了就是想一想这个关系，它在现阶段还是会给你带来一些帮助的，所以还没有马上决定是继续还是分开。④现在想法有没有变化？③

B：我还是想跟他保持一个关系。

A：宁可忍受痛苦，也要保持这样的一个关系。⑦

B：这种痛苦……他表现得好的时候，对我也很好的。

A：因为刚才也说了，他要求你给妈妈打电话，就是他想跟你保持这个关系的，只是这个关系，在他看来没有错，自己处理的也是对的。但是对你还是有一些伤害的，目前是这样的一个状态。④

B：是啊。

A：我们现在来总结一下，通过这一次交谈，你对你当前的这一段感情，有没有什么不同的看法，以及对接下来怎么做有没有一些应对的方法？③

B：其实通过今天的谈话，我感觉还是想跟他在一起，起码在上学期间。就是说我想去接近（他），但我们之间的问题一直没解决完，我心里的那种难受一直会在，会出来，所以我也很想知道下一步我该怎么处理我这种感情和情绪。

A：那目前要保留这么一个关系的话，你怎么能在这段关系里面获得更好的情感上的感受，或者说改善你和男朋友之间的关系？好像从目前来看，你和他在一些看法上是有不同的。④ 对吗？

B：对的。

A：那我们会把这个作为下一次讨论的内容，这样好吗？

B：好的。

A：那今天就到这里，再见。

B：好，谢谢老师。

案例分析与评价：助人技术与阶段目标的匹配

作为初学者的一种练习，角色扮演是一个很有帮助的形式。选择一个合适的话题，学习者扮演咨询师进行对话，然后将对话录音转成文字稿后进行逐句分析。分析的目的，首先是识别咨询师在对话过程中使用了哪些基本助人技术，每种技术的使用频率是怎样的情况。其次，要讨论本次对话处于助人三阶段的哪一个阶段，当前的主要工作任务是什么，然后分析咨询师所使用的技术与当前阶段的工作目标是否匹配，哪些地方有待改进。

需要说明的是，对咨询师在对话中使用的技术进行识别和编码这项工作是比较复杂的，而且不同评估者之间在结果一致性上存在一定的差异，因为有时较难判断某一句话究竟属于哪种技术。

上述对话中，咨询师所使用的各种基本助人技术的频率分别统计如下：

① **认可**：4

② **封闭式提问**：6

③ **开放式提问**：18

④ **重述**：33

⑤ **情感反映**：11

⑥ **挑战**：4

⑦ **解释**：3

⑧ **自我表露**：0

⑨ **即时化**：0

⑩ **提供信息**：0

⑪ **直接指导**：1

从咨询师在对话中使用的助人技术的频率统计结果来看，提问、重述和情感反映是最主要的技术。考虑到这是初次访谈，提问和重述较多是比较合理的。在收集到一定信息之后，咨询师尝试运用挑战和解释来帮助来访者进行反思，以促进对这段复杂关系的领悟。由于当前尚处于咨询的探索阶段，所以基本没有使用提供信息和指导这类行动阶段的主要技术。咨询关系建立得比较好，来访者很积极、很合作，所以也没有使用自我表露和即时化技术。

总体来说，在这次对话过程中，咨询师综合运用多种探索技术，与来访者快速建立起信任和鼓励交流的咨询关系，收集了大量相关信息，澄清了来访者在这段关系中的诸多想法，并对来访者的内心感受进行了情感反馈。在此基础上，咨询师尝试对来访者进行挑战，帮助她审视这段关系，促进领悟，为下一次的继续探索、领悟打下良好的基础。不足之处是，封闭式提问略多，咨询师发言时语句太长，有时会使用连续和多重问句，或者重述之后马上又提问，这种对话方式可能会使来访者感到有压力，或者分散了注意力，只顾回答最后一个问题而忽视了之前的内容。建议咨询师发言简短，把多重、复杂语句分解为简单陈述句或问句，分几次发言，这样有利于营造一问一答、来回互动的对话氛围，更大程度地调动来访者自我探索的主动性。此外，咨询师对想法的探索（提问和重述）明显重于对情感的探索，对话中好几次来访者叙述中带有强烈情感的时候，咨询师的反馈重点主要在想法，对情感的反馈明显不足，这一点需要咨询师在今后的对话中加强自我意识并进行纠正。

思考与练习

1. 在上述对话内容中，选择来访者叙述中带有强烈情感的语句，尝试对
   其情感进行反映。

2. 假设来访者继续前来接受咨询，在下一次的咨询中，你计划从哪些方
   面展开探索？

案例 2　养老院的阿婆想回家

咨询背景：心理志愿者 A，前往公立养老院为入住老人提供公益心理咨询服务。来访者 B，女性，近 80 岁，入住养老院已有 3 年，最近跟工作人员闹着要回自己家，不想在这里住了。由于老人有多种躯体病，行动不便，日常生活需要他人护理，于是养老院管理方联系了老人户籍所在地（老人有自己的独立住房）的街道工作人员，探讨居家养老的可行性。街道工作人员认为，他们无法保障老人独自在家生活所需的生活护理服务，所以养老院就没有同意老人出院回家的请求。老人几次三番找院长，恳求院长放她回家，坐在院长办公室里不走。护理人员无奈，就建议老人前来接受心理咨询。

A：阿姨您好，请问您今天想谈论哪方面的问题呢？

B：我想回家，可是他们不让我回家。

A：请您介绍一下您来这里的经过好吗？

B：好的。3 年前，我老伴中风了，生活不能自理，我一个人照顾他根本没办法，就只好一起住到这个养老院里面来。这里嘛，有医生，有护士，也有护理员，可以帮着我一起照顾我老伴。

A：哦，是这样的啊。后来怎么样？

B：过了两年，去年吧，老伴去世了，现在就只剩我一个人在这里。

A：那现在就是您一个人住在这里。

B：是啊。

A：听说您跟院长申请出院，您有什么考虑吗？

B：我回家啊。我又没有病，可以自己生活，我不要住在这里。我原本是因为老伴有病，需要陪护，我才陪他住到养老院里来的。现在他走了，我没必要继续住在这里啊！

A：您不想继续住下去了，不喜欢这里吗？

B：不喜欢。这里很没有意思，住着没劲。

A：您能多跟我说说这里的情况吗？您为什么觉得住这里不如回家好？

B：这里的条件嘛，你也知道的。地方就这么大，除了吃饭睡觉，每天就是看看电视。他们有人去棋牌室打牌、搓麻将，这些我都不喜欢的。外面有一个小院子。跟我同屋的老太太，耳朵不灵了，说什么她也听不见，整天没话说。

A：那您跟隔壁啊还有其他房间的老人们有来往吗？

B：（摇头）我跟他们合不来，他们说的我也不感兴趣。

A：嗯。您喜欢跟合得来的人在一起。那平时家里有谁会来看望您吗？

B：我没孩子。我有个远房亲戚，按辈分算我侄女，她也退休了，以前都是她来看我。她来嘛，我和她还能说说话，还托她回去照看一下我的房子。我的意思，以后我去了，房子就留给我侄女，这样我希望她能经常来看看我。

A：您希望还能和家人保持联系，看见侄女来您很高兴。

B：是的呀！我也没有别的亲戚。

A：嗯。

B：以前呢，她还时不时地来看看我，跟我说说外面的一些新鲜事。从去年开始，她就来得越来越少了。春节的时候，她来看我，她的意思就是说，她也老了，办了退休了，她儿子结了婚，又有了孙子，她要在家里帮忙照顾孙子，以后呢大概就不能来看我了。我的房子呢，她也不要，因为她不能照顾我。

A：哦，她不来，是不是就没人来看您了？

B：是啊！我在这里真的没有盼头。整天木呆呆地在房间里待着，没意思。（落泪）

A：阿姨您别难过，我们不是在找解决办法嘛。

B：没用的，你解决不了，他们不让我回家。

A：您觉得如果回家，生活会有哪些和这里不同呢？

B：回家好啊！一个人在家，买买菜，做做饭，搞搞家务，时间过得很快的，不会觉得无聊。

A：哦，阿姨好勤快，喜欢做家务。您不喜欢没事干，闲着，会觉得无聊。

B：我干惯了，不喜欢闲下来，会想东想西，心里发慌。如果在自己家里，要做的事情很多的，没得空的。

A：听说您向院长申请回家她没有同意？

B：是的，他们不同意我回家。他们不听我的。

A：他们不同意的理由是什么呢？

B：他们说，我年纪太大了，自己回家一个人不行的，还是住在这里好，有人照顾，安全有保证。

A：那您觉得他们说的有道理吗？

B：道理嘛，有一部分是对的，不过我也不是完全不能自理，我觉得起码要让我回家试一试，不行我可以再回来的嘛。

A：您也不是十分确定自己一个人生活没问题。那我们现在来想一下，如果您真的回家去住，每天都需要做些什么呢？看您是不是一个人可以的。

B：我想啊，我在家的话，每天要买买菜，烧饭什么的，洗衣服。买重的东西嘛，可以叫社区工作人员帮我送过来就好了。

A：那么就说买菜的事情。您知道菜市场在哪里吗？

B：哎呀，我很久没有回家住了呀！我记得菜市场就在我们家出门左拐，大概走10多分钟的样子。

A：阿姨，您在这里每天有运动吗？

B：有的，我会到院子里走一走。

A：您自己，一个人能走多远？

B：这个嘛，我不清楚，我想总归不会有问题的。

A：阿姨，如果你回家自己住，一个人去买菜，走路的时候手里还要拎东西，会不会吃不消啊？我觉得可能需要有人帮忙。

B：哎呀，这些不知道呀！反正我不要住在这里。回家了之后，有问题再想办法嘛！

A：我懂了，阿姨您在这里，是觉得比较无聊，没意思，觉得回家比较有乐趣。

B：（叹气）唉，我那个房子，很久没有回去了，也不知道怎么样了。

A：您担心家里的房子没人照看。

B：我一直在这里，房子没人住，会坏掉的。我的东西都在那里，很久没回去了，也不知道是不是被老鼠咬了，或者下雨被大水泡了……

A：哦，那您对自己家的房子有什么想法呢？

B：我想，房子不能一直空在那里，要么我回去住，要么干脆送给街道算了。他们说我发神经！

A：有人不理解您的想法。

B：多了！他们都不想听我说，我一去院长办公室他们就说老太太你又来了，住在这里不是蛮好的嘛，回家没人照顾你的……我怎么办呢？

A：我们来一起想办法。现在，您呢，一是在这里住得不是很开心，想回家，他们对您一个人回家住不放心；还有一个，您惦记家里的房子，不想一直空在那里不管，也不知道怎么处理比较好。这两件事情，我们分开来沟通，好不好？

B：那真是谢谢你呀！你这么有耐心，真是一个好人。

A：不客气的，阿姨！那我们现在来商量一下，您要怎么去跟院长说，她才能理解您的想法。

B：好的。

……

案例分析与评价：公益服务中的心理咨询策略

在社会公益服务的背景下进行心理咨询，不仅需要具备较熟练的咨询技能，还要求对心理援助对象的生活状况和社会环境有一定的了解。由于公益服务的次数通常比较有限，因此需要聚焦于援助对象当前的心理困扰，充分利用来访者社会支持系统的积极资源，提出可实施的行动计划，尽快改善来访者的情绪状态，促进生活适应。

本案例中，咨询师运用基本助人方法中的提问、重述、情感反映、解释、建议等技术，对来访者的想法和情感进行了较好的探索，澄清了当前问题的核心是老人对养老院的生活环境感到不满意，尤其是人际交往中缺乏互动和关怀，生活比较单调，以及因被动受人照顾而产生的无成就感和低控制感。咨询师通过对现实情况的了解以及对老人活动能力的评估，判断这是来访者对高质量晚年生活的诉求与可提供的社会支持之间的矛盾，解决这个问题，需要在来访者需求与可行性之间找到一个平衡点。这个探索、澄清、导向问题解决的对话过程，一方面帮助缓解来访者的消极情绪、提供心理支持，另一方面也为寻找有效的问题解决方案提供了线索。

经多方沟通，养老院联合老人户籍所属的社区工作机构，带老人回去看了一趟她的房子，向她介绍目前社区的周边环境，以帮助老人现实评估自己单独在家居住的可行性。养老院工作人员对老人的健康状况进行了详细的说明，同时心理咨询师与老人探讨了在养老院里改善活动方式及扩大人际交往范围的一些策略。经过认真的思考，老人同意继续留在养老院里，同时提出让社区帮她把房子装修以后出租，以增加收入，社区工作人员已将此事纳入工作计划。

思考与练习

1. 请对咨询师在上述对话中使用的基本助人技术进行识别和编码，并分析咨询师所使用的技术与当前阶段的工作目标是否匹配，哪些地方有待改进。

2. 假设来访者的诉求未得到院方支持，在下一次的咨询中，你打算如何继续？

参 考 文 献

HILL C E，2013. 助人技术——探索、领悟、行动三阶段模式 [M]. 胡博，等译. 北京：中国人民大学出版社.

LAMBERT M T，BERGIN A E，1994. The effectiveness of psychotherapy [M]//BERGIN A E，GARFIELD S L. Handbook of psychotherapy and behavior change. 4th ed. New York：Wiley.

TRULL T J，PHARES E J，2005. 临床心理学——概念、方法和职业 [M]. 丛中，张伯全，主译. 北京：中国轻工业出版社.

第二章　心理动力学的理论与案例分析

心理动力学案例分析的三个层面

　　心理动力学取向的案例分析是指：以心理动力学的基本理论为基础，在临床实践中分析来访者的就诊形式、求助原因和治疗目的，指导治疗师对来访者做出动力学诊断和治疗计划。心理动力学分析着眼于：来访者的心理发育过程，尤其是童年早期的基本经历、内心冲突和精神创伤，如何铸就了来访者观察、认识自身和周围环境的基本心理结构。这些心理结构可以反映出个体性心理发育阶段各种冲突的特征、惯用的防御机制类型和内容、重要客体的内部成像以及对客体的认同方式、重要的情感体验和重要的关系模式……来访者多半无法在意识层面认识这些内容，这些反应本质上是潜意识的。尽管反应的某些方面可能被意识到，个体也许会感觉自己的行为有些过分和怪异，但不会知道这些行为背后真正的含义是什么。有时个体甚至会理智地意识到反应源于何种儿童期经历，但是仍然无从知晓行为背后的重要情感、关系模式或内心冲突究竟是什么。

　　正是基于这种早年逐渐形成的心理结构，当个体遭遇某种外界因素时，现实的刺激可能会激发个体内心即存的（未完成的）压抑的冲动，从而形成个体特殊的不良适应方式，进而发展为心理或躯体的障碍。

　　基于上述心理动力学理论的观点，案例分析的实际操作常常需要治疗师寻找出来访者现今的具体矛盾、心理结构、早年创伤体验之间的相互关系；寻找出目前症状与内心冲突的联系，甚至应该具体到：目前某一症状反映出的是来访者在何时（性心理阶段）、何人（重要客体）、何由（创伤体验／未竟事宜）状况下的何种行为表现（防御机制）。

心理动力学案例分析的操作过程可在三个层面上展开。这三个层面由浅入深，渐次接近来访者的潜意识内容。

治疗师在第一层面常常应关注来访者的意识层面，聚焦于来访者描述的人和事的细枝末节和隐喻方式。来访者前来就诊时常常带有意识层面的求助目的，在治疗师创立的倾听、中立的访谈氛围中，来访者常常能做到畅所欲言，详述自己的遭遇和抱怨。此时，治疗师应以心理动力学理论为基础，在对来访者所叙述的人和事进行归纳和分类时，尤其注意来访者言辞中异乎寻常的部分。精神分析理论认为：来访者内心强烈、优势的情感集团常常会在他／她们处理日常的人和事时，部分或全部地付诸行动，使他们对待日常事务的态度显得异乎寻常。这种人际关系方面的异乎寻常也会被带入治疗环境，发生在咨访关系中，使治疗蒙上浓烈的个人色彩。当治疗师被感知成为来访者生活经历中的某个重要客体时，来访者强烈的情感体验即会一触即发。当然，来访者这种处理事务方式的异乎寻常并不是很容易被发现的。治疗师良好的职业素养和娴熟的理论知识，加上丰富的生活阅历，有助于治疗师捕捉到这类蛛丝马迹。在这一层面上，特别需要治疗师善于将反复出现的同类现象进行归类，得出具有共性的行为类型。

第二个层面应致力于识别来访者行为背后的心理冲突。在对来访者的异乎寻常的言行进行归类的基础上，对不同类别的言行特征进行梳理，即同类行为受何种共同的心理因素所驱动。将来访者意识层面的思维、情感、幻想、冲动和行为转译为潜意识冲突原型，寻找症状所表达的意义，理解来访者微妙、复杂的情感体验。在了解来访者个体独特性的基础上，切实理解其情感体验，推导其潜隐的冲突，并对各类心理因素进行梳理，逐渐形成主线。同时应注意，在治疗过程中，为理解来访者某一行为的意义时，常常需要寻找尽可能多的可能因素，而其中任何一个因素都不可能单独导致这一行为。分析性治疗是一个不断探索各种可能、形成完整拼图的艰辛过程。治疗师根据心理动力学原理推导来访者行为背后的心理原因，即从精神分析理论出发，假设来访者行为背后的心理机制。治疗师应把重复出现的现象（如：典型行为、交往模式、认知特征、投射特点）作为理解个体心理活动的重要依据，对来访者的内心冲突和外在人际关系形成清晰的心理动力学主线，并在实践中不断验证，确立或推翻这种假设。上述两个层面的分析过程包括了形成精神分析诊断的大致过程，也是心理动力学取向的心理治疗的初始访谈的主要内容。

第三个层面应聚焦于寻找导致目前心理冲突的原初过程（或称：寻找早年创伤情景/创伤形成的始作俑者）。此阶段涉及更深入的潜意识探索，也是心理动力学治疗性访谈的主要内容。在确认心理冲突主线的基础上，寻找冲突形成的原初创伤性体验和早年经历的强化过程，特别应辨识冲突形成过程中，来访者在主要发育阶段的内心体验和相应改变、与早年重要客体的互动模式和强烈的情绪体验，以及在后续发育过程中与同类客体的重复性互动模式（强迫性重复）。完整地了解这一过程，有利于治疗师帮助来访者将潜意识内容意识化、将初级过程思维转变为次级过程思维；来访者使用于压抑冲突的自我能量的消耗降低，自我功能得到扩展；促进来访者产生领悟，从而导致行为和态度的稳定、持续的改变。治疗师也应根据这三个层面的资料，对来访者做出完整的评估，制定治疗方案、预测治疗时长、选择治疗方法和技术。

心理动力学个案概念化的构建过程

心理治疗师通过上述三个层面的分析，可收集到来访者的大量个人信息、内在心理活动以及早年成长经历，这些是构建个案概念化的基本资料。当面对如此错综复杂的临床信息时，初学者往往不知道该从哪里着手、如何组织材料以完成个案概念化的构建过程。卡巴尼斯（Cabaniss 等，2015）教授在美国哥伦比亚大学医学院担任住院医师心理治疗课程的教学和督导工作多年，她通过总结临床教学工作中的经验与成果，提出了构建心理动力学个案概念化的三个基本步骤，对于初学者十分有帮助。

步骤 1：描述来访者的问题和模式。治疗师需要从如下五个基本的功能领域对来访者的问题表现进行描述：自我，人际关系，适应，认知，工作和娱乐。

步骤 2：回顾来访者的成长经历。这种经历从出生前开始，伴随来访者的原生家庭、胎儿期的发育以及遗传基因；它涉及生命最初几年的方方面面，包括依恋、与看护者的早期关系以及创伤经验，并且持续到儿童晚期、青少年期和成年期，直到当前。

步骤 3：联系问题模式和成长经历，运用系统的组织思路来理解问题形成过程。这种组织思路帮助治疗师从不同的角度来界定和理解来访者的成长经历，思考其成长经历如何导致了当前所观察到的行为和模式。主要组织思路将涉及以下几种主要的发展主题：创伤经历，早期认知和情绪问题，冲突和防御，与他人的关系，自体的发展，依恋。

心理动力学治疗的四个步骤

基于案例分析的心理动力学假设，治疗师在整个治疗过程中应以提高来访者的领悟、扩展来访者的内省为目标。这一过程的标准化程序通常包括四个步骤：**面质、澄清、解释**和**修通**。

心理动力学治疗的第一步就是面质，即使来访者的意识自我能清晰、详尽地识别行为背后的心理现象。治疗师准备向来访者解释动力学原理的前提是，来访者能识别自己行为背后的真正含义。有时，来访者也可能对这一现象自动有所察觉。但通常，为了分析的顺利进行，治疗师必须使来访者对将要分析的心理现象有所察觉。

面质将会引出下一个步骤：澄清——是指寻找那些被聚焦分析的心理现象所导致的外在行为。通过对来访者的困扰或障碍行为的分析，找到这些行为后面的心理现象，然后再就此心理现象推论所导致的外在行为，进行细致的、举一反三的澄清。

经过反复澄清过程的充分准备，就可以尝试进行解释了。解释是心理动力学治疗与其他心理治疗的分水岭，也是分析治疗的核心。所谓解释就是指将潜意识的内容意识化，即治疗师对治疗过程中的心理现象和含义做出假设和推论。这种假设和推论有时可超越普通意义上的逻辑、因果和时空的范畴。因为潜意识内容常常是根据"初级过程思维（primary process thought）"而运作的。治疗师可通过解释，促进来访者意识到自己过往经历对目前状态的影响，理解自己思维和行为模式的来龙去脉、原因及其真正的含义，理解自己行为背后隐藏的本能冲动、幻想和早年记忆，将潜意识内容逐渐转换成意识层面的"次级过程思维（secondary process thought）"。这通常需要治疗师运用自己的意识、直觉、共情和幻想，在精神分析基本理论的框架内寻找来访者潜意识动机的含义、缘由、模式和形成过程等。

心理动力学分析的第四步——修通，是指当领悟或内省发生后，运用一系列技术过程，促使来访者把领悟转化为思维、情感和行为的改变。这一过程基本是指对心理现象反复的、渐次的、完整的探索分析，包括对来访者思维、情感和行为的各个心理成分相互间关系的重新构成，重新形成个体心理成分之间的自行循环。这一过程也包括指导来访者在治疗时段外，克服阻力，达成改变，并对自己过往和目前的丧失进行必要的哀伤。

面质和澄清这两个步骤通常可互相重叠，但分别处理很有价值。面质和澄清常常为解释做铺垫，而修通则用来增强和扩大解释的成果。澄清和解释也可能交织在一起。澄清可导致解释；解释可引发进一步的澄清。解释的过程需要治疗师不断地反复进行。治疗师遵循精神分析的思路，觉察自身被唤起的感受和直觉，对来访者全身心地投入和共情，都是分析治疗成功的必要条件。治疗师也应利用治疗过程中与来访者的真实互动，通过治疗师自身的反思、觉察行为，提高来访者反思、觉察自身体验的能力，促进来访者学习调节和整合情绪，修通创伤性体验，达到治疗目的。

上述心理动力学分析的四个步骤都是必要的，但是，其中某些会由来访者自行完成，特别是面质和澄清工作。在实际治疗中，上述四个步骤也不一定按部就班、精确地按序发生，因为每次干预都会触发新的阻抗，而阻抗必须优先被分析。分析过程中还要考虑的另一个变量是不可估计的现实生活变化，这直接影响来访者的生活，并且出于心理的和经济的原因，这些外部刺激有时比分析场景中的事情更为重要。但无论如何，面质、澄清、解释、修通是治疗师在进行分析时的四个基本技术。

心理动力学取向的短程治疗策略

传统精神分析疗法的治疗频率密集、疗程漫长且不确定时限，使得这一疗法受到很大的现实制约。为应对当代社会对精神分析理论的挑战，很多精神分析疗法取向的理论和实践专家尝试开展短程、有时限的心理动力学治疗（一般来说，疗程为 10 ～ 25 次治疗）。心理动力学取向的短程治疗具有以下共同特点：

- 在有时限的前提下进行治疗；
- 治疗目标聚焦于来访者特定的人际关系问题上；
- 治疗师从传统精神分析的中立角色，转变为更积极且富于指导性的态度；
- 强调协作型治疗关系；
- 在技术策略上，治疗早期会更多地采用解释的方法；
- 帮助来访者在与治疗师的互动过程中获得体验性学习。

案例 3　*海归白领的恋爱困局*

一、来访者基本情况

Z 小姐，26 岁，留学硕士，公司白领。气质优雅，穿着得体，谈吐中显出思维清晰，领悟力强，独自来诊。

二、主诉

我主要是恋爱和目前处境的困扰……我现在的生活一团糟，说是感情问题又牵扯了方方面面，所以我真不知道从哪儿说起……

就从我的恋爱说起吧。2008 年我出国留学，和大我一届的 A 君相恋。说是相恋，但我的感觉是，我们没有那种热恋的情感。我总是很小心，他总是很自我，节日不陪我，礼物也没有。我们是在我刚出国的夏天很自然地走在一起的，我也是有很多人追的女孩。但我想，这种事不能随便地开始，如果开始，就要有结果。他是我喜欢的那一类型，很帅气的那种。但他总是爱生气，又不喜欢交流，所以和他在一起时我其实总是很压抑。我会反省自己哪里做得不好，并想改正。有一次我下楼准备和他一起去超市，发现自己忘记带钱包了，他说不用去拿了，结果我买了价值 160 美元的东西，他付款后就一直不说话，不理我。回来后我拿钱还他，他不要，但还是不开心。我问他到底为什么，他说："你没带钱，为什么还要买那么多的东西？"我说："是你不让我去拿钱的，还钱你又不要！"

还有，情人节前和他说好了一起过，可到了当天他又变卦了。中秋节准备和他在一起，他却买好了机票，回了他的家乡。最初提出分手时我们已相处了三个月，我感到自己在这段关系中一直小心翼翼的，取悦于他，没有被重视和呵护。他坚决不同意分手，我也就不了了之，继续我们的关系，也感觉我从心里还是很依赖他的。2011 年放假我回家，就和妈妈说了这件事。妈妈要我带他来家见见面，他来见了我的父母。但是妈妈对他非常不满意，说他没教养、没规矩。妈妈让我和他断了。他来找我时，妈妈也对他说："你再也别来了！"我以为这样我们就分手了！我回到了学校继续我的学业，虽然在这段恋爱中我并没有感觉到幸福，但分手后我心里真的好难受，还会想起他。这样没精打采地过了大半年。奇怪的是，从妈妈那儿不时地传来他的消息。原来妈妈关注了他的微博，知道他现在有了新的女朋友，还关注了他女朋友的微博。更过分的是他的女朋友也知道我，并经常到我的微博主页来，我感到非常气愤，有被偷窥的感觉。

2011 年我结束了三年的留学生活。我也很顺利地回国在一家贸易公司工作。这时我开始了第二段恋爱。B 对我紧追不舍，我对他并没有什么特别的印象，但我想可以试着和他相处看看。他的个人条件和家庭条件都是非常不错的。但是非常令我失望的是，我们的很多观点都不能一致，我也不能容忍他的不拘小节。例如，有次他约我吃饭，我晚到了一会儿，他已经点了菜并吃完了饭，说是他饿了，先吃了。我想真的很难和他相处下去了，因此提出了分手。非常短暂的一段经历，大概三个月吧！

之后，我的中学同学 C 向我发起了攻势。由于我们本来就熟悉，所以和 C 的开始也很自然。但我们相处一段时间后，他总是会向我提出非分的要求。他认为他爱我，如果不给他就是我不爱他，所以和他在一起让我变得胆战心惊。我也告诉了他我的感受，所以我们最终分手了。我感到了轻松……和 C 谈朋友时，有次胃痛，他打电话问我："我要过来吗？你要去医院吗？"这样的事还要我说吗？如果想过来，还要问吗！结果我说不用了！和 C 持续了大半年的时间，最后我还是和他分手了。

和 C 分手之后，我的状态很不好，我觉得我不会再全心地投入恋爱了。这时，妈妈不断在我耳边数说 A 的消息，说他现在和女友分手了，他心里只爱我一个，等等。我对妈妈说，"我们已经结束了，我不爱他了。"但妈妈坚信我是爱他的，并说"我比你更了解你自己"。我无力申辩。最奇葩的事情出现了：A 来我家了，妈妈不断地说他如何如何好。我是被动的，但从心里讲我现在对他的确是没有什么感情了。他经常会来我家吃饭，我也去××市他的家里，很快我们的结婚事宜被提上了日程。冲突就此出现了，我想让他在这里买房，而他想让我去他家乡。后来他家里竟然说，如果在这里安家，婚房由我家来买。我感觉他们家很无耻，最终我们就又分开了。这个过程也让我再次受伤，妈妈反过来说我："为什么你会爱这样的垃圾人？……"

今年5月，更奇葩的事情发生了，妈妈又把B给找了回来……现在的状态是，我和B在一起……

三、家庭状况及成长经历

我爸妈是由人介绍认识结婚的。我3岁时全家一起来到这座城市生活。爸爸自己开公司，生意做得不错。妈妈结婚前是中学老师，婚后生了我就一直在家，不去工作了。从小到大都是妈妈一个人在照顾我，照顾这个家。妈妈是一个脾气暴躁的人，从小就对我经常打骂，经常数落我，什么难听的话都骂得出。如果爸爸帮我，她就连爸爸一起打骂……妈妈对我的管教也很严格。小时候如果我读书不认真，或是字写得不好，只要她知道，从不和我讲道理，劈头盖脸就打。但我也知道，妈妈很辛苦，所以我总是很乖、很听话。

我无法知道别人的父母是怎么样相处的，但我的父母太特别了。从小到大，我看到他们总是不断争吵，经常动手，有时打到头破血流。小时候当然很怕，我也去拉架，但根本拉不开，渐渐地我就习以为常了。他们打架一般都是妈妈挑起的，但最后妈妈总是占不到便宜。妈妈总是数落爸爸，说爸爸这不好、那不好，这不行、那不行。妈妈为这个家辛苦、不容易，爸爸几乎不管家里的事，家里的经济大权也都由妈妈掌握。我对妈妈虽然也有不满，但还是坚定地站在妈妈这边。

我读中学以后就不大理睬爸爸，很少叫爸爸，很少和爸爸亲近。总之父母之间的吵闹打架，对我来说就是家常便饭。我去国外留学三年，他们的状况还是那样。外表看来我的家庭也很和谐，我们三口之家也会去外地旅游，但在旅途中他们也会吵架。两年前我回国时，有一次他们打得都叫"120"送医院了，妈妈流血缝针，但很快又恢复了常态。记得小学四年级时，妈妈对我说，她想和爸爸离婚。我说"好啊"，妈妈吃惊地看着我说："那你就没有爸爸了！"我说："不要紧。"后来妈妈再也没有和我提起过离婚的事。但他们吵架时一直在说离婚，有几次一起出门去离婚了，可是一会儿回来像什么都没有发生过。所以，对他们常常提离婚的事，我已经没有任何的感觉了。妈妈从来不哭，至少我没看见过。他们互骂、互殴时，我看到过有两次爸爸哭了……和C交往的时候，他在我家曾看到了我爸妈吵架，也只是争吵，C问："你爸妈发生了什么事，吵得这么凶？"我说"没事"，对我来说真的是小意思，但外人感觉太不正常了，我也感到十分难堪。

我妈妈什么都能自己搞定，从不求人。妈妈是家中的老大，下面有两个妹妹，妈妈和两个妹妹都没有什么来往。外婆和外公的关系也不好。外公经常打外婆，但后来外婆病重时，外公对外婆还是照顾得很好的。妈妈的妹妹们从来不与我们来往。爸爸的情况也差不多，兄弟三人，他是老大，和家里人的关系也很疏远。叔叔曾向爸爸借过钱，但后来不了了之，所以爸爸感觉，除了生意上与人的联系，没有谁可以相信。

爸妈两个差不多，都和家人疏离，他们都没有各自的朋友。我们家也没有可以来往的人。爸爸妈妈是两座"孤岛"，他们也只有彼此，彼此排斥，彼此依偎。

我也是如此。我一旦有了来往多一点的同学、朋友，妈妈会找各种理由说他们的不好，最终我只有一个人，和爸妈一样的孤家寡人，只能在这样的家里拥有我们彼此……

我回国后想离开家独立生活，但是不可能。因为妈妈不允许。我也尝试过，想先住在宾馆或者再找房子，暂住同学家……很多设想，终于有了一次行动。搬去宾馆只不过几个小时没有接听妈妈的电话，妈妈就直接出现在我入住的房间，我猜是"110"帮助的。所以对我来说目前要过自己的生活是不太可能的事……我三四岁开始学钢琴，太苦了，其间也没有少挨妈妈的打骂。高一考出钢琴十级，现在已经基本不碰琴了。还有，二年级时有一次，我的作业本被同学误拿，妈妈非要陪我去同学家拿回。回来的路上，妈妈对我又打又骂，我使劲地哭，路人都停下来劝她不能这样教育孩子。

妈妈会搭识莫名其妙的男人让我去见，我说我不喜欢，妈妈会说那就是喜欢 A 了。她说我连男朋友都找不到，过什么自己的生活。妈妈认为我能力很差，啥都不行。我总是感到自己不会过得幸福，也没有人会喜欢我。我也不想和任何人多说什么，所以外表看起来有点孤傲，没有人了解我。

回国后我自己找过工作，有一份工作是需要个人自备笔记本电脑的，妈妈知道后就直接替我回绝了那家公司。我现在工作的公司是父亲的公司。爸爸会利用单位招聘来帮我招男朋友。见面的方式也让我无法接受，通常是爸妈在饭店请他吃饭，叫我过去，说那个男人是多么多么好。我已不关心他是不是好，我真的对这样的事很反感。我感到自己没有希望。

初中时，有个男生对我很好。每天放学一起走，我也感觉这个男生不错，可是后来那男生就说和我结束了，原因是"热脸贴上冷屁股"。正好赶上初中毕业了，他从此再也没有出现过。那时我非常难过，真实地感到心痛，至今还记得。整个的、所有的心路历程，都是我一个人独自承受，妈妈从来不知道。

我现在的状态是认为自己没有男朋友。妈妈总是让我主动一点，说 B 各方面条件都不错，但是我没有那样的感觉。这段时间我们也很少来往了，他只是在微信上和我搭搭腔。上次年底时爸爸开车扣分，B 有驾照不开车，就让他帮忙用下他的驾照分数，不会对他有什么影响。他帮我办是办了，但就是老大的不高兴，让他在网上查一下也磨磨蹭蹭的。这让我感觉他做人很小气，也不想和他再联系。中秋节时妈妈打电话给 B，希望他来我家，但是他没有来，所以妈妈说这个人不行，就算了。这是妈妈说的，我也算安心了，不被 B 困扰了。接下来妈妈又要去找 C 了，因为她已和我说过，爸爸也是支持妈妈这样做的。

四、心理动力学案例分析

在这个案例中，治疗师首先敏感地询问来访者："为何选择这个特定的时候来寻求咨询？"来访者只是主诉"生活一团糟"，无法明确回答这一问题，对求助目标缺乏头绪。治疗师开始时随着来访者谈论她与男友的交往经历，但很快发现来访者将话题转向了她与母亲的互动。治疗师不断地思考：如果是交男友出现问题，那么为何她与男友（A、B、C）恋爱时，或分手时，或再续恋情时，都未曾有过咨询的念头？这些过程中也未见她有明显的情绪纠结或痛苦体验。治疗师在询问中发现：与多数失恋男女表现不同的是，来访者似乎对这几段感情都很难有深刻的感受。每次分手她都如释重负，"没有感觉""不了了之""小心翼翼"这样的词语经常出现在她的叙述中。

如果来访者不是为交男友而困惑，那么，是什么驱使这位 26 岁的女性前来就诊？恋爱困局的背后会是什么呢？

心理动力学理论指出：成年期特定的生活事件能激活相应婴幼儿期的问题，特别是在此心理发育阶段中处理不妥的问题（未尽事宜）。此时，人们就会倾向于寻求心理治疗。而且，当个体面对刺激时若感到当前的刺激似曾相识，人们就会倾向于采取与类似发育阶段相同的应对方式。那么，这位来访者是否有儿童期的未完成情结呢？来访者的恋爱经历中，尤其异乎寻常的现象是：母亲过度的参与。在对待来访者的男友（A、B、C）的态度上，母亲极度地控制，母亲的插手使来访者的恋情反复出现"母亲反对—男友被召回—母亲再度反对"的奇怪现象，而恋爱的主角——来访者——却显得屡屡被动。整个恋爱经过似乎成为母女俩较劲的角力过程。

通过仔细的询问，治疗师逐渐发现，来访者对母亲并非如此"被动"。来访者与 A 断交后，妈妈除了关注 A 的微博还匪夷所思地"弄"到了 A 的微信号，于是，妈妈能实时向来访者"报告" A 的近况；妈妈也能与 A 沟通，能够知道 A "心里只爱你一个"。而且，A 的新女友也莫名其妙地居然访问来访者的微博主页，"偷窥"到来访者与 A "仍有关系"。最终，新女友与 A 分手。

来访者经历中的某些生活细节也令人印象颇深。例如：来访者回国后曾想离开父母独立生活，有一次尝试搬离家庭住入宾馆。但是，不过几个小时，妈妈就出现在她的宾馆房间。来访者猜是"'110'帮助的"，因此，来访者只能"顺从"地跟母亲回家，并从此打消独立的念头。还有，来访者应聘某公司，不满意公司规定：要求自带电脑。很快，妈妈替来访者回绝了公司，来访者"只能留在爸爸的公司"。二年级时来访者的作业本被同学误拿，妈妈会陪同来访者去同学家要回，途中，妈妈为此打骂来访者，来访者厉害的哭闹使路人都来指责妈妈。

平时生活中，来访者的独立性也可见一斑。例如：一直瞒着父母前来咨询；初中时恋爱受挫，独自走完"心路"；高一考出钢琴十级，从此再也不碰钢琴。可以看出，来访者时常很有主见，而且，在这些情况下来访者总能委婉地得到对自己较为有利的结果。

来访者在意识层面对妈妈的无可奈何，并不能解释一系列生活事件所出现的结果。来访者描述的"恋爱问题"和"与母亲的纠结"之间的边界不清，结合来访者就诊时的年龄特征，咨询师开始考虑来访者求助背后的潜意识原因——是否有可能与来访者确定自身社会角色、寻求女性认同有关。这种潜意识中对身份认同的不确定性，可能通过与男友的现实交往而部分进入意识层面，成为对男友和母亲的纠结态度。

来访者从小与母亲关系紧密，自小懂得"妈妈很辛苦"，因此，表现得乖巧听话。在父母的关系中，妈妈总是挑起事端的一方。来访者总是坚定地站在妈妈一边，甚至在小学四年级（11～12岁，青春早期）支持母亲离开父亲。在来访者眼中，妈妈是个能干、"什么都能自己搞定"的人，同时也是一座"孤岛"。妈妈善于捕捉丈夫的缺点，甚至引发斗殴，但爸妈互相不离不弃，又若即若离。这种贯穿来访者童年期的经历，特别是在来访者形成身份认同的关键时期，父母之间的互动方式深深影响着来访者对于男女之间人际交往的认识。这种早期的认知模式也会在个体成长发展的过程中，通过与重要人物的交往，不断得到强化和修改。

本案例中的来访者一方面崇拜母亲，希望自己成为像母亲那样"什么都能自己搞定"，另一方面，由于饱受母亲过度强势的侵袭，抵制自己对母亲的认同。在她的心理发育过程中，来访者在女性认同方面的彷徨，在遭遇与男友现实交往的考验时，再度激起了来访者对母亲认同的未完成情结。她一方面酷似母亲，对交往的男友挑剔诟病（超市购物忘带钱包事件、驾照扣分事件），另一方面，与男友若即若离、分分合合、"连男朋友都找不到"。同时，也对自身缺乏成熟的认同深恶痛绝（"热脸贴上冷屁股""最奇葩的事情"）因而陷入深深的困惑之中。这种因自身认同不足导致的与男性交往不良的模式，在意识层面上使来访者与男友（A、B、C）的恋爱陷入了走马灯式的循环往复，也正是这种交往模式恰恰反映出来访者既认同母亲又抗拒认同的心理特征，表现为顺从母亲和抗议母亲的双重行为。看似为恋爱纠结的外表，掩盖着对自身认同的困惑。

从分析的第三个层面来看，来访者的儿童期与母亲关系密切。来访者3岁时全家移居到本市，父母间常有激烈的争吵，来访者从小耳濡目染，在形成认同的过程中也受到这种两性关系的熏陶。妈妈常常能察觉对方的"错误"，但又时常在现实的交往过程中占"下风"。这种认知上的不平衡可能会造成来访者心理上长期无法处理的焦虑和痛苦。这种潜意识冲突也可能付诸行动，表现为来访者意识层面不希望继续与男性交往，但同时，以委曲求全来维持局面。同时，这种早年关键期形成的认同意识还会受到成长经历中重要客体的间断强化。父母各自成为"孤岛"，独立处事，互不依赖，与家人都很少往来，同时也拒绝他人的依赖。来访者逐渐培养成"外表看起来有点孤傲，没有人了解我"的独特性格。尽管来访者明显不满意自己的人际处事方式，但潜意识的付诸行动导致她乐此不疲地在交往过程中"十分被动"。甚至，哪怕来访者真心动情时，对方仍只能感到"热脸贴上冷屁股"。

综上所述，来访者的心理动力学评估已初露端倪：来访者在童年期与重要客体间的互动（对母亲的认同和对父母关系的认同）导致了她到达成年期后与异性交往时的适应不良。童年期形成的、曾经适应良好的、在此后与重要人物交往过程中逐渐固定下来的人际模式，反复出现在她与男友（A、B、C）的交往过程中，形成了难以化解的核心冲突，成为她来就诊的主要原因。

五、治疗过程

1. 面质

在本案例中,治疗师应着手让来访者逐渐意识到:与男友们的分分合合,并没有激起来访者强烈的情绪波动。与这些男友的交往似乎有一个共同的特征——抱怨、挑剔,同时依赖和渴求关注,似乎重复了父母之间交往的某种模式。

2. 澄清

仔细分析来访者叙述中的许多细节,不难发现,来访者潜意识中的冲突(认同父母的相处模式,同时又对此深恶痛绝)会在日常行为模式中改头换面、有意无意地付诸行动。在对待男友的态度上,她不知不觉地重复了妈妈对爸爸的挑剔态度(如:超市购物事件觉得男友莫名其妙,驾照扣分事件嫌弃男友小气)。这种互动模式也重复了父母间互动的结果——常常以来访者"被动"失败而告终,不得不离开男友,同时惋惜关系的破裂。

治疗师通过对来访者与妈妈互动细节的甄别,以达到澄清的目的。例如:妈妈获得男友的微信号,通过妈妈与男友 A 的来往,来访者获得了 A 的行踪,并产生与 A 的复合;来访者从家中搬出,但妈妈迅速获悉,追至宾馆房间;在来访者儿童期时妈妈陪同她拿回了被同学误拿的作业本,在来访者成人期时妈妈替她回绝了不理想的公司职位,等等。潜意识中对妈妈认同的冲突性,使来访者在与妈妈互动的过程中始终保持被动的态势——通过这种策略,从而获得来访者潜意识中希望获得的理想结果。

3. 解释

在本案例来访者的早年生活中,父母客体、父母间男女互动的关系,对来访者内心心理结构的逐渐形成具有重大影响,特别是对她的心理辨别能力的形成,即辨别他人行为的意图、揣测他人行为动机的能力。同时,儿童期与重要人物的互动体验,也会逐渐促使形成个体辨别自身的最初看法。双亲对待子女的态度常常反照出子女的价值。这种初始的自我评价形成早期的自我感觉，之后，逐渐上升为自我意识——对自己优缺点的评价体系。来访者意识层面对父母形象和父母关系的不认可，以及潜意识层面对"全能"父母的崇拜，深深影响着来访者对环境的理解和对自身的感知、期待及相应的行为，形成了来访者认同过程中的核心冲突。这种日复一日、无法解决的冲突形成了潜意识中强烈、优势、互相矛盾的情感集团（未尽事宜）。这种冲突作为来访者自我存在的一部分，成为来访者心理结构的组成成分。

这种基于早年与原始客体交往的情感体验而形成的信念，会在她潜意识中以人际情境的形式保留，因此，会驱使来访者有意无意地通过对目前外在客体（男友们）的选择，来实现儿童期未完成的认同过程。而且，来访者的这种认同是对父母情感的准确知觉和曲解的混合，掺杂着儿童早期的"情感依附型认同"和稍晚期的"向攻击者认同"的特征。情感依附型认同更具意识层面，表现为来访者模仿母亲，严苛律己；追随父亲力争独立，希望成为父母般或父母期望的角色。而"向攻击者认同"更为潜意识化，来访者呈现出客体的某些征象（孤立、挑剔），而抗拒其他征象（逃离、贬损父母）。这是来访者的认同冲突，一方面，希望自己和孩提时代的某人相像，另一方面，抗拒这种认同。尽管我们不能断定来访者内化的父母客体完全等同于现实生活中的父母，但来访者相对封闭的生长经历，无疑使父母对她客体内部成像的形成起着决定性的作用。这种童年期的基本经历、内心冲突和持久未能愈合的创伤性体验，使来访者在潜意识中内化了适应不良的、父母的内部成像。这种认同本质上是非语言的、自发的。来访者在成年后的人际情景中，在与重要人物的交往、与异性的亲密关系的选择上常常前后矛盾，适应困难，但来访者很难在意识层面理解自己行为背后的重要情感和真正的意义。

4. 修通

识别、澄清和解释来访者的认同过程和与目前行为的联系，能帮助治疗师更好地与来访者结成治疗联盟，治疗师也应寻求各种途径去阐明，治疗师与来访者内化了的客体有何不同，这本身就有助于治疗师改变来访者的内化过程。通过与治疗师的互动，促使来访者将自己的投射与治疗师的特征区分开来。来访者很容易将早年未妥善处理的优势情感投射到现在的客体（治疗师）身上，治疗师身上的某些特征也很容易激起来访者对早年客体的相似情感。咨访互动能诱导来访者学习用与童年期不同的方法与治疗师相处；重新与重要客体互动，内化并修改已形成的内部成像。此时，治疗师应尽量充分理解来访者内心以往重要客体的不同特征对于她的意义。这对于制定帮助来访者重新内化的策略尤为重要，这一过程一定是根据来访者的具体情况，量体裁衣，针对性地制定相应治疗方案，从而改变来访者原始化、绝对化的内部成像。儿童早年初级过程思维指导下的情感体验，应借助治疗过程中与治疗师这一重要客体的互动，把来访者的潜意识内容逐渐转为次级过程思维，即潜意识内容意识化。分析过程中，促进个体对他人和自身存在的复杂性和矛盾性的认识，是个体心理成熟及和谐的中心环节，也是长程分析性治疗的重要目标。因此，治疗师应帮助来访者调整"全或无"的绝对化内部成像，使来访者意识到憎恨的客体具有可取的一面，以及热爱的客体也具有消极的一面。能够在情感和道德层面上接受他人的复杂性，也意味着更能接受自己的优点、缺点和矛盾之处，这就是成熟的自我所应具有的适应功能。

案例分析与评价：客体关系与女性身份认同

弗洛伊德曾使用"客体"一词来指代可以满足个体需求的事物或者重要他人。客体关系理论认为，婴儿与主要养育者的早期互动帮助我们形成了思考、感受和行事的方式。这些早期关系经验被"内化"并在人的成长过程中保存在个体潜意识中，内化也被称为"自我认同"。人们早期经验的内化为他们的关系提供了基本"模板"，并会影响后来的人际关系经验。

由于在很多家庭中，母亲并不是唯一的养育者，父亲及其他家庭成员（祖父母、亲属、年长的兄弟姐妹等）也不同程度参与了婴儿的养育过程，因此婴儿会整合与众多外在客体的互动体验，最终形成自己与外部人际关系的一个心理结构。当儿童、青少年、成年人与陌生人见面时，他们会期望新的关系和他们熟悉的关系（模板）相似，并在潜意识中沿用自己熟悉的方式与新的人际交往对象进行互动。即使事实上新的人际关系与他们期待的不一样，他们也仍然把陌生人当作某个熟悉的人来交往，以此确认新的体验是熟悉的，且不需要改变内在的客体关系。因此，每一次新的人际关系体验对于个体维持自身心理结构的完整性都是一个挑战。如果一个人在体验到内在结构与外在现实不一致的矛盾冲突时，能够矫正体验、重新学习，这种新的关系体验就会提供一个成长的机会，进一步修改个体的内在客体世界。

弗洛伊德曾经提到过两种认同过程：一种是发生在心理发育早期，较多的是在意识层面对爱的客体的完全效仿，希望当尊重的客体消失后，自己成为偶像的再版。另一种认同发生在心理发育的稍晚时期，在个体具备越来越多的鉴别能力和思考能力后，更多地在潜意识层面辨别所喜爱客体的细微特征，选择认同某些征象而抗拒其他征象。认同者一方面会希望并呈现出孩提时期的某人的特征，另一方面会阻抗这种认同（向攻击者认同）。这使得被认同的客体并不相当于现实生活中的某个个体，而是一个复杂、多维的他人。

本案例中，来访者与几任男朋友的分分合合，折射出她在人际关系中的一种重复的模式：喜欢一个人又对他挑剔苛责，不满意一段关系又离不开对方。这种人际关系的特征，是她父母人际关系的部分重现。儿童期处于一个相对封闭的家庭环境中，与其他人际关系的互动体验比较缺乏，使得来访者作为一个女性，其身份认同的主要对象就是她的母亲，而父母的感情关系充满了紧张、对抗却又互相依赖。在这样的身份认同驱使下，其恋爱关系一波三折就是必然的结果了。

治疗师在案例分析过程中，对来访者言谈之间的"异乎寻常"线索非常敏感，将大量的临床资料进行归类、整理，找出问题的主线，并将问题与来访者的成长经历联系起来，显示出熟练的工作技巧和缜密的临床思维。

思考与练习

1. 通过与父母的"认同"，来访者的人际关系"模板"具有哪些特点？

2. 本案例除了客体关系理论，是否还能从心理动力学的其他理论角度来分析来访者当前的心理冲突？

案例 4 走出校门步履维艰

一、来访者基本情况

D，女性，30 岁，政府机关单位行政人员，未婚。硕士毕业。独自来诊。身材娇小，素颜，衣着较朴素。谈吐略显拘谨，有礼貌，语速快，喜欢皱眉。

工作五年来，长期情绪压抑，对自己的工作成就不满意，觉得自己在单位里不受领导重视，同事排挤自己，晋升无望。最近两年来，与男朋友分分合合，始终无法决定要不要结婚，内心很矛盾。身体容易疲劳，感觉困倦，打不起精神。

二、主诉

我是一个信奉"人必须要努力才能有出息"的人。从小我就没觉得自己有多聪明，但是我很努力，所以小学、中学成绩一直都很好，老师也比较喜欢我。高考的时候，我没考好，去了一所很普通的大学。看到以前的同学都去了更好的大学读书，我很难过，暗暗发誓要超过他们。大学毕业后，我进了一家公司当文秘，就是那种简单重复的事务性工作。我很不喜欢那份工作，它跟我理想的未来差距太大。于是我不顾父母的反对，决定辞职，复习考研，我不甘心就这样默默无闻地过一辈子。幸运的是，第二年我考上了。研究生期间还算比较顺利，导师对我的学习和科研能力都很认可。快毕业的时候，我爸爸对我说，公务员或事业单位比较稳定，待遇又好，让我去考公务员。后来我参加公务员考试，成绩优异，就被录用到现在的单位，在办公室里负责行政工作。

原以为找到理想的工作，以后就能过上我向往的幸福生活了。但是现实并不是这样的。上班没多久，我就发现办公室里的人际关系很复杂，同事好像很喜欢打探别人的事情。我干活的时候，有一个女同事经常来找我说话，顺便打听别人的情况，还问我她不在的时候领导有没有说重要的事情。有时候这个女同事还会把本该她干的工作交给我干，我心里不舒服，但是又不好拒绝。有一次她又把一个工作交代给我，我做了，但是交上去之后领导（注：男性，年龄较大）不满意，还把我叫去批评了一番。我心里好委屈，却不敢为自己辩解，因为我爸爸经常对我说，领导总是对的，不能跟领导顶嘴。这样，渐渐地，因为我比较好说话，我就好像成了办公室里的打杂的，他们有不爱干的活就经常派给我，事后又到领导面前去邀功，而我并没有得到什么好处。我的同事，有的确实比我能力强，工作很出色，有的则善于搞关系，被领导另眼相看，他们经常有出去开会或学习的机会，业务上进步就很大，还有获奖的。再看我自己，每天做那些没什么技术含量的杂事，累不说，还没学到本事，以后也不知道会有什么发展。有一次我去跟领导申请，想参加一个专业考证培训的项目，结果被领导教育我要安心本职工作，还对我说如果年终考核业绩不好，会影响续聘。我那天回家后心里很害怕，我担心如果领导对我的工作表现不满意，他会不会不要我了。后来每次看见领导我都挺紧张的，也不敢跟他提要出去学习的要求了。你看我现在，工作也有好几年了，一点变化也没有，看别人升职，我却没什么希望，上班还这么累，还被人欺负，心情真的好郁闷啊。最近身体感觉很乏，不想起床，老睡不够，黑眼圈这么明显，也不知道怎么回事。我去看过中医，也没查出有大毛病，医生就说让我吃药调理。

其实工作的事还不是最烦的。我毕业之后，爸妈就开始关心我的婚姻大事，经常问我有没有对象。我上学的时候，心思都放在学习上，虽然也有男生对我有好感，但是我都没太放在心上，一直没有正式谈过恋爱。我其实知道自己的外貌条件很一般，从没主动追求过男生。工作后，也有热心人给我介绍对象，我去见过，都没感觉。后来，在我们办公楼附近我经常去吃饭的地方，我认识了现在的男朋友。他跟着一个公司老板当助理，收入一般，老板倒是挺器重他的，很多事情都交给他去办。我也说不清楚我到底喜欢他什么，反正跟他在一起很开心，他很关心我，经常给我做好吃的，带我出去玩，接送我上下班。他很幽默，喜欢讲笑话，总劝我不要老想工作的事，开心一点。有了男朋友之后，生活就变得有意思了，我觉得我其实蛮依赖他的。

我爸妈知道我交男朋友的情况后，反应并不积极。我想主要是我爸，他看不上我男朋友，觉得他工作不稳定，收入也不高，怕我跟着他会吃苦。开始我想，我们就这样交往着，也许时间长了，我爸妈慢慢地会接受我男朋友的。

现在看来，我当初的想法太乐观了吧！我爸到现在也没有接受我男朋友，也不同意我们结婚。男朋友第一次去我们家，我爸就没给好脸色，明摆着不喜欢他。当得知男朋友租房子住，没有买房时，他就不同意我跟他交往。过了一段时间，见我爸的态度没有改变，男朋友就提出分手，我同意了。这是我第一次尝到失恋的滋味，真是太痛苦了，痛苦到麻木，每天什么都不想干。这样过了两个月，我实在受不了了，就跟男朋友复合了。男朋友跟我说，"你要跟我好，就不能什么都听你爸的。"可是我做不到。如果我公然反抗我爸，他得多伤心啊！我爸妈就我一个女儿，我不能对不起他们。为了让父母能接受我男朋友，我逼着男朋友换工作，想让他找更赚钱的工作。我大学同学有事业干得不错的、开公司的，我就有意无意地让男朋友跟他们多接触，希望他也能多用心，事业上有自己的长远规划。可是令我最生气的是，男朋友对这些并不是很上心，他好像没什么事业心，觉得有个工作干着，赚的钱够花，就可以了。他这种得过且过的心态，让我心里很不踏实，也下不了决心跟他结婚。平时我俩在一起相处时，也有一些生活方式和观念上的冲突。比如他喜欢买便宜的东西，喜欢跟朋友去酒吧，还贪玩，这些我都很不认可，我觉得酒吧那种地方不是正经人该去的，有空为什么不去做兼职赚点钱，跟那些哥们儿出去玩纯属浪费精力。为这些小事我们也经常争吵，双方都不愿意妥协。这样又拉拉扯扯了半年多，我问男朋友我们怎么办，他说让我从家里搬出来，我们结婚。我没法答应他，我这么做，爸妈会伤心的，再说，如果没有父母的支持，我就这样孤身一人跟他去生活，我还真有点害怕。我怕未来婚姻里发生什么事，我一个人应付不了。我多希望有一个被父母祝福的婚姻，而不是这样两头为难。看我的同事、中学和大学的同学，人家事业和家庭都比我好，我怎么就这么失败，事业没前途，男朋友没出息，还让爸妈为我操心！我真的走投无路了，不知道还要怎么走下去。

三、家庭状况及成长经历

我的家庭非常普通，父亲是小学教师，母亲是家庭妇女。听我奶奶说，我原来还应该有一个弟弟的。奶奶说，我妈生下我，身体很弱，奶水不足，爷爷奶奶就主要负责照顾我，好让我妈调理身体。在我小时候的印象中，奶奶对我这个孙女并不是很满意，应该是想再要个孙子吧。但她说，我妈不会照顾自己的身体，后来第二次怀孕就小产了，她坚信那是一个男孩。后来我妈就一直身体不好，好像也没有再怀孕。

我爸自己就是老师，所以从小对我的学习管得特别紧。我记忆中自己小时候还挺淘气的，贪玩，经常在外面玩的时候被爸爸叫回家写作业。爸爸总是教育我，"你要是不努力，成绩差，以后找不到工作怎么办？"后来，好像我就不怎么出去玩了，一心一意地学习。我爸妈是那种对自己很苛刻、对外人很宽厚的好人，别人只要是帮过我们家忙的，他们总是想方设法地回报人家。如果我在外面跟小朋友闹矛盾了、发生冲突了，不管我是否有理，回家我爸总是说肯定是我不对，要我去小朋友家向他们的家长认错。我妈没工作，身体也不好，家里主要是我爸说了算。我妈心地善良，也没什么主见，有时受家里长辈的气她也不敢吭声，经常一个人默默地流泪。我很心疼我妈，可又觉得她窝囊，反正有事不找她，她自己还顾不过来呢。如果我爸不在家，我就觉得心里不踏实，盼他赶紧回家。有一次我爸出差，就剩我和我妈在家，偏巧遇上刮台风，那天夜里狂风暴雨，把我和妈妈吓坏了，我俩整夜都不敢睡觉。一直到现在，我的胆子也很小，买东西我也不会跟人讨价还价，特别怕那种看上去粗鲁、不讲理的人。

我这种谨小慎微、不敢面对冲突的性格在工作中也带来了不好的影响。去年我们办公室搬家，新办公室需要购置办公桌、书柜、沙发等家具，这些行政的事情都归我负责。我买了一个书柜，送来时才发现高度不合适，商家非说是我提供的尺寸不对，不肯换货。我跟他们交涉了好长时间，始终无法解决。那阵子我每每想到要给商家打电话心里就战战兢兢的，得下好大决心才拿起电话。因为事情处理得太慢，领导还催我了。最后还是我男朋友出马教训了他们，他们才来换了合适的柜子，那件事情让我挺佩服我男朋友的。

我都工作了，我爸还是不放心，觉得我太幼稚，不会处理人际关系。我下班回家，他老要打听我工作的情况，帮我分析哪些事情做得不妥当，还教我怎么跟领导说话，有时真觉得他好烦啊。如果我出差，我爸就更不放心了，他要求我每天必须给他打电话报平安。有次出差时跟同房间的伙伴一起上街，玩得太开心了，没听见电话响，后来发现手机上有七八个未接电话，都是我爸打来的。后来我给他回电话，他把我一通批评，那个紧张劲儿，好像我出门随时会有危险似的。我也知道爸爸妈妈是真关心我，但是跟他们在一起，有时会感觉透不过气来。

我也想过自由自在的生活，但是又胆小，不敢自己做决定。现在我就处在这种两难境地里。

四、心理动力学个案概念化

1. 描述

（1）问题

D 在参加工作五年后，依然不能很好地适应当前的工作环境。她不甘心一直从事平凡琐碎的行政事务，希望在专业上有所发展，但机会非常受限。D 的人际关系也不如意，觉得自己在单位里不受领导重视，同事排挤自己，晋升无望。

D 与男朋友交往两年，因父母不满意男方，两人分分合合，始终无法决定要不要结婚，内心很矛盾。

事业、感情双重挫折使 D 疲于应付，心情压抑，经常感觉疲劳，打不起精神。

（2）模式

自我

D 在专业学习上对自己的能力有充分的自信，在高考和考研受挫时有较强的自我调节能力。离开学校生活后，在更加复杂的社会环境中，D 表现出多方面的自尊调节困难，当受到领导批评和同事排挤时，她很容易焦虑，并有明显的自我贬低倾向。在处理恋爱和结婚问题时，D 显得特别没有主见，犹豫不决，充满矛盾心理。

人际关系

D 在与人交往的过程中表现出缺乏信任和安全感，担心被忽视，害怕受到他人侵犯。D 倾向于用分裂的思维方式看待他人，不能接受男朋友身上她不喜欢的部分特质，也看不到她所讨厌的同事可能拥有的积极品质，这种不能设身处地从他人角度考虑问题的能力缺陷阻碍了她在工作后建立并维持令人满意的人际关系。D 与家人和男朋友有着过于亲密和互相依赖的关系，而与其他人的关系则显得比较疏远。

适应

D 以往在学习和考试的压力情境中，惯常用个人努力和坚持来应对困难挫折，其适应效果是比较积极的。当面临职业发展和人际关系压力时，D 倾向于采取偏于消极的防御机制，如投射、合理化、躯体化、退行等。D 在管理自己的消极情绪时存在明显困难，无法从焦虑、抑郁的情绪中摆脱出来。

认知

D 的学习和认知能力是比较好的，能够完成本科、研究生阶段的学习任务，并得到导师的认可，后来顺利通过公务员考试。在日常工作中，D 的认知水平也足以胜任工作要求。在人际关系和情感方面，D 的自我反省显得不足，而且心理化水平低，无法理解和接纳他人与自己不同的地方。

工作和娱乐

D 十分重视自己的工作和职业发展，在工作上非常努力，也得到领导的肯定。在娱乐和放松方面，D 显得不是那么积极主动和有创造性，除了读书，其他兴趣爱好很少，她甚至会干预男朋友的某些娱乐活动（比如去酒吧）。

（3）对问题描述的总结

D 在学习和工作方面适应得不错，她最大的问题是在人际关系中缺乏安全感，自尊脆弱，倾向于自我贬低和行动退缩，情绪调节比较困难，而且因依赖父母而严重影响自己的恋爱关系。

2. 回顾

（1）基因和胎儿期发展

从已收集的资料推测，D 的母亲可能有抑郁倾向，父亲有焦虑气质，因此 D 有一定的焦虑抑郁气质的基因基础。D 是足月出生的，未报告有任何胎儿期器质性疾病或药物不当使用。在 D 的记忆中，奶奶经常说起抚养她这个孙女有多么辛苦，晚上总是哭、需要抱着才能哄睡着，似乎是一个比较敏感、易紧张的婴儿。

（2）婴儿期（0—3 岁）

出生后，D 的母亲奶水不足，那时候家处农村，生活条件并不是很好，推测 D 在婴儿期的身体发育可能不是那么理想。这导致 D 成年后对自己的躯体健康存在担忧，尤其在压力下容易出现躯体化症状。

为了让儿媳尽快恢复身体好再度生育，D 的爷爷奶奶负责照顾孙女。奶奶很想要个孙子，对 D 不太满意，与 D 母亲的关系也有一些紧张，所以 D 需要在妈妈和奶奶之间平衡情感。D 的父亲工作忙，无暇顾及家里的事情，母亲生性懦弱，在与长辈发生冲突时只能忍气吞声，加上二胎小产后身体一直不好，长期郁郁寡欢。D 的教育主要由父亲负责，她在心理上非常依赖父亲，母亲能提供的庇护和情感支持是比较弱的。

（3）幼儿期（3—6 岁）

　　D 上幼儿园的时候，喜欢蹦蹦跳跳，还有些许淘气，也难免跟小朋友发生一些小冲突。D 的父亲对她管教严厉，要求她必须在家安安静静地学习，不能出去乱跑，更不能与人发生冲突。每当 D 与小朋友发生冲突时，父亲总是不问缘由地责怪 D，还逼 D 向他人道歉。后来 D 就顺从了父亲，变得内向安静，而且人际交往中尽量避免冲突，宁可吃亏也不能被人议论。D 与父亲的关系比与母亲的关系更紧密，父亲不在家时 D 会感到紧张不安，母亲也十分依赖其丈夫，家里的大小事情都是父亲做主。

（4）童年期（6—12 岁）

　　D 上小学后，由于学习努力、听老师的话，深受老师们喜爱，还当了班干部。三年级时，班上有几个学习不好经常不守纪律的同学，对 D 怀有嫉恨，就故意给她起外号，还鼓动其他同学孤立 D。当时 D 感到十分害怕，但又不敢告诉父亲，怕父亲责骂自己，那段时间的经历 D 一直到现在想起来时还心有余悸。

（5）青春期（13—18 岁）

　　D 的中学阶段，绝大部分精力被学习活动所吸引。随着初高中课程难度的不断增加，D 需要十分努力才能继续保持成绩领先。D 在青春发育期对自己的容貌和身材感到自卑，从未试图主动与男生接近，对于向自己表示好感的男生，也在父亲的告诫下敬而远之，一直没有过恋爱经历。一心要通过学业优秀来证明自己价值的 D 偏偏在高考中失利，被一所普通高校录取，这对于 D 是一个十分沉重的打击，她的大学生活过得并不开心。

（6）青年期（18—25 岁）

结束了四年沉闷而压抑的大学生活后，D 的第一份工作也没能给她的生活带来喜悦。D 为了追求自己理想的职业，第一次反抗父母的意见，毅然辞职准备考研，并在一年后顺利考上研究生，她的人生出现了希望的转折。研究生期间，D 的努力学习策略继续帮助她适应了学校生活，使她得到了导师的赞赏。研究生毕业后，面临再次的人生选择，D 又服从父亲的意愿，参加公务员考试，过上了平稳的职员生活。

（7）壮年期（25 岁—现在）

工作五年期间，D 依然没有找到自己的职业和情感坐标。她不满足于琐碎重复的办公室行政事务，希望在专业方向上有所进展，但遇到了现实阻碍，她不知道通过什么样的途径才能改变工作现状。在情感方面，D 对男朋友的细心关爱十分享受，但对他的经济状况颇为担忧，并对他施加压力希望他能多用心工作和赚钱，在这点上两人存在一定分歧，其男友的成就意识不如 D 这样强烈。D 对男友职业发展和经济能力的信心不足是这段情感无法顺利进入婚姻阶段的最大障碍，这其中 D 父亲的反对起着很重要的作用，因为 D 无法接受因自己的情感而让父母伤心，她内心充满了内疚和自责。

D 在职业和情感方面的冲突，成年后依然在精神上高度依赖父母（尤其是父亲），表明 D 的心理发展尚未达到成年人的普遍水平。

（8）发展过程的总结

D 具有可能的情绪敏感遗传倾向，在一个注重男性子嗣的传统三代同堂的大家庭中，由爷爷奶奶和父母共同抚育长大。母亲因躯体问题和连续怀孕的压力，对 D 的关注有点力不从心。父亲对 D 的成长起到关键的影响作用。身为教师，父亲对 D 的学习高度关注，限制她除学习以外的大部分自发兴趣和活动，导致 D 一直在现实适应和自我意识方面发展滞后，对父亲十分依赖，与父亲的紧密关系直至成年后依然保持不变。

3.联系

D 最大的困难是面临人生挑战时，无法确立健康而全面的自我意识。她的自我认识是摇摆不定的，受生活中重要人物（父母、领导等权威）的影响十分明显。当遇到挫折时，她的自尊很容易受伤。她变得过度贬低自我价值，对自己缺乏信心，行为上以消极抵抗和退缩来防御外界的压力。

自体心理学理论认为，儿童的健康自尊的发展是由先天特性和与早期看护者的关系两方面决定的。D 的母亲在婚姻生活中身心俱疲，无法准确地感受孩子的想法与情绪状态，也不能积极地对孩子进行互动和回应，使得"镜像化"功能无法完成。D 的父亲是焦虑而严厉的，惯常限制孩子的自发心理活动，并打击她的自信，不分对错地惩罚孩子，使她产生深深的自责与愧疚感。D 既不能通过父母的"镜像化"功能形成真实而积极的自我认识，又由于"理想化"父母的过程失败而难以感受到自我的美好与力量，她唯一能掌控的就是自己的"努力学习"。当努力学习能获取成就感、被环境认可时，她的状态是适应的、积极的、自我肯定的；当努力学习也不能获得成功时，她就陷入极度自我怀疑和情绪抑郁。由于自尊的脆弱，D 对批评过度敏感（如领导对她工作的评价），人际关系中容易感到被排挤和受伤害（如与同事的竞争关系），并倾向于严厉的自我惩罚（因父亲不满意她的男朋友而深感自责）和羞愧感。

无法构建健康自体感的儿童，可能会长成一个没有能力共情且容易嫉妒他人的人。他们由于过分需要保护自己脆弱的自尊而无法与他人共情，很难理解他人的需要、情感和观点，这一缺陷在成年后人际适应方面将变得更为明显，导致人际关系紧张。D 在恋爱关系中，无法接受男朋友与自己在生活方式以及价值观等方面的差异，强硬地要求对方按自己的标准进行改变，两人冲突不断，迟迟不能下决心缔结婚姻。

4.利用个案概念化引导治疗

本案例中，心理治疗的核心目标是帮助 D 发展健康的自尊，探索并接纳自己的优点与缺点，学会喜欢和信任自己，并勇敢地尝试采用更为积极主动的方式去争取自己想要的生活。

为实现这一目标，治疗师需要为 D 提供"镜映"和"理想化"功能，以共情的方式对 D 的心理活动进行回应，并且还需要通过"恰到好处的挫折"帮助她修补、重建健康的自尊，以提升其现实适应能力。

案例分析与评价：自体心理学与自尊调节

自体是对自我独特身份得到认可的诉求，是一个人必要的特质，具有跨时间的稳定性，并且使个体具有独特性。自体心理学的创立者海因茨·科胡特认为，对自体的健康的爱有助于构建稳定的自尊并能产生出智慧，使我们能够接纳自己的局限性，包括人生必然到来的死亡。

婴儿的早期心理体验中，对于来自养育者积极认可的需要——被关心、被注意、被呵护以及被欣赏的需要，对健康自尊的发展至关重要。一个善于共情的养育者能够准确地感受到儿童的想法和情感，他会向儿童表现出他可以理解儿童并以充满感情的、促进发展的适当方式来回应儿童，这被称作"镜像化"。如果一个孩子足够幸运，能从养育者那里得到共情、接纳和支持，就能发展出对自我的肯定和接纳。在此基础上，自体的发展可以继续进行，儿童将夸大性自体的需求——最初的完美和全能感——投射到父母身上，这个过程形成了"理想化"父母的影像。父母应允许孩子将自己理想化，同时也不可避免地会让儿童感受到挫折，因为夸大的自体需求会遭遇现实的制约，但这种挫折要控制在儿童可以承受的范围内。这样，儿童就能逐渐学会通过现实体验修正其夸大的需求，发展成健康的自我欣赏和抱负心。

在理解有关自尊的问题时，自体心理学的理论将会十分有效。儿童在生命早期如果不能获得养育者对其能力的认可（镜像化），将导致成年后不切实际地低估自己的能力，且难以拥有良好的自我感受。他们被低成就感和人际关系困难困扰，对批评过度敏感，人际交往中容易感到被侮辱和被伤害，他们也经常倾向于因自己的行为不被他人赞赏（或接纳）而感到特别羞愧。

　　本案例中，来访者表现出明显的低自尊和自尊调节困难，同时伴有抑郁情绪和行为退缩。在来访者的成长过程中，自顾不暇的母亲很难给予她足够的"共情式回应"，而过于严厉的父亲又阻止了她积极、全面、客观的自我意识的形成。当成绩好表现优秀时，来访者就相信自己是好的、被接纳的，当遭遇生活挫折时，她就陷入极度的自我贬低和自卑感，也就是说，她的自尊是极为脆弱的。她不能够恰当地评价自我的优势，也不相信自己具有改变的能力，自然也缺乏行动的勇气，这使得她的现实境况愈发艰难。咨询师从自体心理学的角度构建个案概念化，准确地把握了来访者的问题核心，并有助于确定治疗的切入点和干预策略。从自体心理学角度进行治疗，共情式回应是最核心的技术。治疗师充当来访者的"自体客体"，为她提供镜映，允许她信任自己、将自己理想化，并帮助她继续完成一度停滞的自体发展。

思考与练习

1. 自体心理学如何定义"健康的自尊"？
2. 咨询对话练习：选择 D 与父母之间的一个冲突，咨询师尝试进行共情式回应。

案例 5　喜欢招惹女性的古怪男生

一、来访者基本情况

K，男性，22 岁，高职院校一年级学生。经学校辅导员推荐来接受咨询。身材中等，略胖，行动缓慢，动作较笨拙。衣着随便。谈吐不自然，有做作感，喜欢讲大道理，话多且打不断。

二、来访经过及主要问题

K 为非自愿个案，由所在学院辅导员建议前来接受咨询。

据辅导员介绍，K 自入学以来，言谈举止与其他学生格格不入，想法和行为方式与同龄人差异较大，喜欢多管闲事，经常因此与他人发生冲突。K 平时独来独往，与班级同学来往甚少，关系较疏远，也没有朋友。上学期，同班一女生交了校外一个已经工作的男朋友，男友经常来找她，俩人来往密切。K 就对这个女生说，她男朋友看上去不像好人，让她不要继续跟男朋友来往了。女生对 K 的言论不予理会，K 就几次三番地对女生进行劝说，惹得女生很恼火，叫他不要无事生非。有一天，K 下课回宿舍，在路上被一伙男青年围住，让他不要纠缠那个女生。K 辩解，被打了一顿。后来 K 就不公开说女生男朋友的坏话了，但他在自己的微博上发了一篇评论，未指名地说某些女生就是下贱，明明被人骗了还不知悔改，以后吃大亏就来不及了。女生知道后很生气，但也没办法，只好远远地躲着 K，尽量不再跟他有瓜葛。

K 平时在课堂上的表现也让任课老师很无奈。他喜欢挑老师教学中的小毛病，喜欢主动发言，但发言的内容跟课堂教学并没有直接关系，而且一发言就滔滔不绝停不下来，即使老师打断他，他也不肯停止，有时能一口气说上 10 多分钟，全班同学对他怒目而视，他就当看不见，继续说，而且很得意。

本学期 K 有一门选修课，任课教师是一位年轻漂亮的女老师，K 在她的课堂上表现得更加活跃，搞得女老师很为难。有一次选修课下课了，K 跟在老师后面非要跟她探讨女性独立和婚姻幸福的话题。老师不想跟他过多地讨论，K 就一直尾随到老师的办公室。女老师有点害怕了，叫辅导员来把 K 劝走。K 后来访问了该女老师的微博，在老师的微博文章后面发表了很多评论，还盗走一张老师的照片，贴在自己的微博上。老师发现后很生气，找 K 谈话，问他为什么要这么做，要求 K 把自己的照片删掉。K 回答说，自己这么做是出于爱护老师的动机，贴照片就是要提醒老师，不要把自己的照片随意公开发布，这不符合传统女性的美德，让其他男人看到自己的美色，对自己动心，这对丈夫是不尊重的。女老师听了更生气了，责令 K 以后不许再干涉自己的个人生活，也不要来上自己的课了。K 听了也很生气，觉得自己受到不公正的指责，被剥夺了上课的权利，就找到学院领导投诉这位女老师。领导觉得 K 不像是故意挑衅闹事，担心他有心理问题，于是叫辅导员帮忙推荐到心理咨询中心。K 也不反对，就来咨询了。

三、家庭状况及成长经历

K 出生于乡镇一户殷实的家庭，有一个孪生哥哥。兄弟俩还没到 1 岁，父母就带着哥哥去沿海地区做生意，长期居住在城市里，把 K 留给爷爷奶奶照看。K 自幼体弱多病，爷爷奶奶十分溺爱，导致 K 的性格比较乖张。K 在老家读到初中，被父母接到他们在城市里的家，跟孪生哥哥一起生活。K 很不适应城市里父母家的生活，跟哥哥的关系也不好，父母又对 K 的言行举止看不惯，认为 K 被老人惯坏了，再不管教以后没法适应社会。K 不服父母的管教，扬言要回去跟爷爷一起生活，这让父母很伤心。读高中后，K 的成绩太差，就转回老家去读书，后来勉强考入高职院校。K 的孪生哥哥学习不错，目前在澳大利亚读书，父母计划以后跟随大儿子移民去澳洲。现在 K 的父母也不太关心 K 的生活和学习，只是在经济上提供资助，答应以后出钱送他出国。

K 首次来访，对咨询师（女性）非常恭敬，微微倾身鞠躬，然后坐下。K 说话的口气与其年龄很不相称，就像一个过时守旧的老人，喜欢引经据典，偶尔还夹带文言文。咨询师请 K 说明一下辅导员介绍的情况是否属实，是否需要补充。K 没有否认阻拦女生与男朋友交往、尾随女老师、盗老师的照片、与老师争执等事件，但补充了很多有关事件经过的细节，力图证明自己的出发点是好的，是担心女生被不正经的男人欺骗、维护女老师的婚姻稳定，感叹她们竟误会了自己的善意，对自己出言不逊、态度恶劣，使自己很受伤。咨询师一直安静地听 K 的诉说，没有反驳、没有打断 K 的话语，以尊重、温暖、接纳的态度予以共情，令 K 略感意外。当咨询师问及 K 为何要不请自来地去教导女性如何自重时，K 开始长篇大论谈起传统文化的没落、女性缺乏女德教养等，显得很激动。在咨询师的询问下，K 也介绍了自己的成长经历和家庭情况，虽然表面上看着依然平静，但其语气和神情里隐约有着无限的落寞、悲伤、无奈和愤怒。咨询师对此未加评价，只是希望 K 回去后能继续把入学以来发生的事情回忆和整理一下，下次来继续交谈，并说明咨询的目的并不是要管制 K 的言行，而是与他讨论分析他以往行事原本的目的是什么，以后怎么做才比较妥当。K 表示与咨询师谈话很愉快，希望继续来接受咨询。

四、心理动力学个案概念化

基于辅导员提供的相关情况，结合首次访谈所收集的信息及个人印象，咨询师对 K 的问题表现进行了初步的心理动力学个案概念化。

1. 潜意识动机

K 的问题表现通常都围绕着年轻漂亮的女性，这点非常明显（尽管 K 自己是否认的）。他对漂亮女生和女老师感兴趣，希望吸引她们的注意，当然也试图引来她们的好感。然而 K 的手段比较笨拙，他的"表演"反而招来对方的鄙视和羞辱（女老师说 K 尾随她是图谋不轨）。原本希望得到异性的爱和尊重，结果却被轻视和拒绝，K 于是情绪激动之下开始报复对方（盗图、投诉）。

2. 早年创伤经历

K 出生不久就被父母"抛弃"，孪生哥哥夺走了父母的爱。在爷爷奶奶宠爱之下长大的 K，社会成熟度明显不足，加上他幼时体弱多病，缺乏体育锻炼，体形不具有男性魅力，长相也很普通，这些都使他很难得到女性的关注。咨询师推测，K 对女性的渴望中既有对异性的兴趣，同时也带有对未满足的母爱的补偿。K 希望吸引异性的关注，同时嫉妒拥有女人的男性，他阻止同班女生与男朋友交往，对女老师的婚姻肆意评论，这些举动背后隐藏着妒意和敌意。

3. 心理防御机制

K 被异性诱发的性冲动使他感到焦虑（证明自我和超我的力量还是有的），他想接近异性，就不得不使用防御机制以缓解焦虑，于是他以各种借口掩饰自己的行为动机，制造事端，得以继续保持与异性的"纠缠"。K 在这个过程中使用了多重心理防御机制：

被漂亮女性吸引（本我欲望）→我并没有喜欢她（否认）→我被吸引是因为女人不自重（合理化）→劝女性要守妇道、不要太轻佻（反向形成）男人对她们不怀好意（投射）

五、心理动力学取向的短程治疗

本个案采用心理动力学取向的短程治疗策略，聚焦于来访者当前的现实冲突，帮助他对自己的潜意识动机及心理防御机制有初步的意识化和理解，着重于自我力量的增强，以有效的方式应对现实环境中的心理挑战，缓解焦虑情绪，培养适应能力。

第二次咨询，K 继续谈论他对选修课女老师的看法，认为她不成熟，不懂得如何为人妻，希望能有机会与女老师单独交流看法，帮助她修正自己的不当行为（例如在社交媒体上发布自己的各种信息），等等。咨询师对此做了尝试性的挑战，问 K 有没有想过，女老师的丈夫对妻子的这些行为方式是否知情、会持何种态度（支持、反对还是无所谓），这一策略的用意是要给 K 施加压力，思考自己的言论行为的真正动机（如果人家的丈夫都不反对，你这么关心，又意味着什么呢？）。K后来承认，自己并不清楚老师的丈夫是怎么想的，因为自己觉得女老师很漂亮又很聪明，有一点喜欢，就希望她符合自己关于完美女性的标准，的确有一点过分。之前对老师的不当举止，也是因为老师对自己的态度很不好，自己很受伤，是有故意的成分，但K强调自己并不想伤害老师的形象，也很希望有机会挽回与老师的紧张关系。K表示今后在老师的课堂上一定会好好表现，不会乱来。

K第二次来访后那位女老师来求助咨询师，担心K会继续在课堂上捣乱，不知如何应对。咨询师的建议是，老师应照常教学，对K不做特殊对待。女老师说K每堂课都要主动发言，而且内容啰唆，让人不知所云，问咨询师要不要阻止他发言。咨询师的建议是，老师剥夺学生发言的权利似有不妥，应允许他发言，但可以限制发言的时间和内容范围，并向K说明这样的限制是出于教学的考虑。

经过几次咨询后，女老师反馈说K在课堂上的表现逐步好转，虽然还是每堂课必发言，但看得出来他意识到自己应控制发言的时间和主题。有一次，K没注意又说了较长时间，下课后他主动跟老师道歉了。老师对K的改变感到高兴。

K最后一次来咨询，感谢咨询师一直给他机会畅所欲言说自己想说的，觉得咨询师是理解他的想法的，也是非常尊重他的。K承认自己的想法与大多数同龄人差异较大，也不想改变什么，理解咨询师帮助他的出发点是希望他不要有这么多人际冲突。K表示自己会学习对自己的行为负责，也学会理解和宽容他人。

案例分析与评价：创伤经历对个体发展的普遍影响

在有关早年创伤如何影响发展的问题上，精神健康领域的学者们持有不同的观点。目前，较为一致的认识是，创伤对人的影响是复杂的、多维度的，并受到其他变量的影响。童年期经历持续的创伤，可能对个体的自我体验、自我调节和与他人的关系均产生广泛的影响，导致低自尊、情绪和冲动控制困难、人际关系适应不良或某些躯体化症状。

早年经历创伤的儿童，由于环境反馈不适当、不稳定，很难形成稳定、清晰的自我体验，因此成年后在生活当中，遇到很多事，他们的自我感受以及对他人的感受，常常显得格格不入，很容易引发消极情绪和人际关系冲突。K无论在哪里，都有"局外人"之感，在家庭里、班级、宿舍、课堂上……他都像一个"怪人"，无人倾听、无人理解。

创伤也会导致长久的情绪调节与冲动控制问题，出现抑郁、愤怒、人格障碍、性冲动的调节问题及其他障碍。K的情绪比较容易冲动，在课堂上随意发言，或者过分的"管闲事"，被老师或同学阻止后常常表现出不满，反应愈加离谱。他缺乏对他人心理感受的理解能力，也无法容忍压力和挫折，不知道如何对环境进行适当的反应。

理解了创伤对个体发展的普遍影响，治疗师为K制定的治疗策略是，在充分支持的基础上，提供适当的现实指导，帮助他面对现实挑战，学习基本的应对技能，这样，逐步地化解冲突和困难，帮助他稳定情绪，改善人际关系，获得较为满意的生活体验。

思考与练习

1. 早年创伤经历对K心理发展的影响主要表现在哪些方面？

2. 本案例治疗中，咨询师并未公开与来访者分享其个案概念化的内容。心理动力学治疗中，决定如何以及何时分享个案概念化的指导原则是什么？

参 考 文 献

萨夫，萨夫，2009. 客体关系入门 [M].邬晓艳，余萍，译. 施琪嘉，审. 北京：世界图书出版公司.

CABANISS D L，CHERRY S，DOUGLAS C J，et al，2016. 心理动力学个案概念化 [M].孙铃，等译. 北京：中国轻工业出版社.

MCWILLIAMS N，2015.精神分析案例解析 [M].钟慧，等译. 北京：中国轻工业出版社.

WHITE M T，WEINER M B，2013. 自体心理学的理论与实践 [M].吉莉，译. 北京：中国轻工业出版社.

第三章　认知行为治疗的理论与案例分析

认知行为治疗概要

　　认知行为治疗（Cognitive Behavioral Therapy，CBT）由亚伦·T.贝克（Aaron T. Beck）和阿尔伯特·艾利斯（Albert Ellis）于20世纪60年代开始创立。这两位学者和临床专家都曾接受过系统的精神分析训练，他们在自己的临床实践中大胆质疑、突破传统，分别独立地提出了对心理障碍的一种新的假设，即认知过程对人的情绪和行为有重要影响。贝克最初把自己开发出来的治疗方法称为"认知疗法"，重点在于识别和矫正功能失调的认知模式。艾利斯称其理论为"理性情绪疗法"，强调认知、情绪、行为三者的重要关系，后来又更名为"理性情绪行为疗法"。

　　"在经历了最初暴风雨般的青春期之后，（认知行为治疗）现在进入了成熟阶段。"（摘自亚伦·贝克为斯蒂芬·霍夫曼教授的《认知行为治疗》一书所写的推荐序）认知行为治疗是一个整合的、不断发展的模型，它包含了许多干预策略，这些策略都基于基本相同的思想，即"认知对情绪和行为有重要的影响，从而导致持续的心理障碍"。尽管基本的理论假设是不变的，但是随着我们对各类心理障碍的研究和知识的积累，认知行为治疗也在不断发展和变化。一些已经在临床试验和实验室研究中获得实证数据支持的有效治疗方法，会不断地整合到现代认知行为治疗的模型中。

认知行为治疗以短程、结构化、问题导向、聚焦当下为主要特征，是目前国际上实证数据最丰富、应用最广泛的心理治疗方法之一。大量研究已经证明，CBT 对于许多心理行为问题或障碍，如各种类型的抑郁症、焦虑障碍、强迫症、创伤后应激障碍、进食障碍、物质滥用以及人格障碍等，都显示出疗程短、疗效好、效果稳定、复发率低等显著优势，因此成为临床工作者的必修课程之一。

在处理轻到中度心理问题的心理咨询工作中，认知行为治疗的基本原理以及核心技术也非常有助于咨询师对来访者所遇困境的理解与预测，并有助于缓解情绪困扰、改善行为症状，因此也普遍适用于各年龄阶段的教育实践、社区工作、企业员工帮助、社会公益活动等领域。

CBT 专病模型与个案概念化

随着认知行为治疗研究成果的不断增加，研究者们（他们同时也是卓越的临床心理专家）在上述共同的 CBT 理论假设基础上，针对几种主要的精神障碍，形成了专门的疾病模型，用于具体、精准地解释该种精神障碍是经由怎样的刺激、认知、情绪和行为各因素相互作用，最终导致了个体的适应不良症状，这个过程就是基于专病模型的 CBT 个案概念化。目前比较成熟的专病模型包括了抑郁症、社交焦虑障碍、广泛性焦虑障碍、惊恐障碍、强迫症等临床常见的心理障碍类型，读者将在本章的几个案例中了解到每种障碍专属的个案概念化模型。

CBT 专病模型的临床意义在于，针对某个具体障碍的个案概念化模型，将有助于指导咨询师的个案治疗方向、工作重点及有效策略，确保治疗效果并提升工作效率，为来访者节省时间、精力和治疗费用。在专病模型基础上，针对每一种特定障碍的标准化治疗流程，已经成为繁忙的心理卫生工作者的实践指南。随着短程心理治疗的推广，"手册"形式的治疗被引入临床工作中。这种"手册"（或称"指南"）对心理治疗师非常有用，因为它提供了针对某种特殊障碍所采取的特定干预形式，包括详细规范的方法以及标准化过程，以确保有效地治疗每一种障碍。美国心理协会临床心理学部在 1995 年发表了经验有效性治疗方法清单*，以推荐已获得实证研究支持的有效治疗方法，目前可涵盖焦虑和应激问题、抑郁症、健康问题、儿童问题以及婚姻问题等领域的治疗。

CBT 的一般过程及策略

认知行为治疗的方法和流程有很多种，但都会包含如下一般性的治疗过程：①增强动机；②评估；③建立良好（合作）的治疗关系；④找出问题的关键；⑤识别适应不良的认知；⑥挑战并检验适应不良的认知；⑦用适应性认知代替非适应性认知并引发反馈。

在整个治疗过程中，咨询师将会用到众多的 CBT 策略，包括侧重认知的、侧重情绪体验的和侧重行为改变的技术。认知策略有注意和情境矫正、认知重构和心理教育，情绪策略有正念冥想、呼吸训练和放松，行为策略包括行为激活、行为矫正、暴露和接纳等。

---

*TRULL T J, PHARES E J. 临床心理学——概念、方法和职业［M］. 丛中，张伯全，主译. 北京：中国轻工业出版社，2005：269.

案例6 里外受气的"小媳妇"

一、来访者基本情况

R，女性，24岁，大学毕业，就职于一家小型公司，从事人力资源工作，已婚。前来咨询的主要原因是人际关系问题导致经常性的心情不好，与人交往中感觉自己很压抑，同时伴有睡眠不好、胸闷等躯体症状。

二、问题发生发展的主要过程

R自述来自北方一个小城市，经努力学习考上东南沿海一个大城市的大学，成绩很好。毕业后，因家庭经济条件不宽裕，所以没有继续读研究生，选择就业。考虑到老家那边经济较落后，自己学的专业很难找到对口工作，R决定留在本市。但是R一个外地女孩，要在这个大城市里找一份工作并不容易，所以只能先在一个小公司做人力资源助理，收入一般，而且专业不对口。R于是边工作边攻读在职硕士研究生，希望以后可以找到自己喜欢的工作。

R的男朋友是本地人，父亲做生意，母亲是家庭妇女，家庭经济条件较好，住房也很宽敞。男朋友从事互联网技术行业，工作比较忙，收入也较高。两人在朋友聚会中认识并开始交往，一年后决定结婚。两个人先去领了证，但没有举行婚礼，想等买了房子再办。R不想跟公公婆婆住在一起，就和丈夫在外面租了一个小房子住，周末如果不忙就回公婆家吃饭。

R的烦恼主要有两个方面。一个是与丈夫家人特别是婆婆的关系问题。R说，婆婆总喜欢说别人的坏话，夸自己家里人好。比如，说外地人素质差、不文明、爱占便宜，等等；说起自己家里人，比如自己的儿子、她弟弟的女儿（即R丈夫的表姐），就充满溢美之词，夸孩子孝顺、长得漂亮、学习好、婚姻美满，等等。R听了心里很不舒服，想要反驳婆婆的言论，又说不出口，只好闷闷地干活。婆婆就说她不够开朗，不会说话，在社会上会吃不开，R听了更加生气。每次去婆婆家都不高兴，很不想去，又没有充分的理由。有一次，婆婆又说外地人不好，小区里脏乱差都是他们搞的，还抢本地人的饭碗。R听不下去，就反驳婆婆说："外地人也有素质高的，你看大学里的教授，还有企业里的高级顾问，都是通过人才引进高薪挖来的。抢本地人的工作，那是因为外地人更优秀。"婆婆很生气，觉得R跟大人顶嘴，帮外人说话，不理解家里人，很不懂事。R也很生气，关起门来不理人，饭也不吃。第二天，婆婆也不跟R说话，R丈夫就批评R对长辈不尊重，以后要改正，R更加感到委屈和在这个家里的孤立。后来，R经常以工作忙要加班、同学来要陪同等理由，想方设法少跟婆婆见面。不去婆婆家的时候，R和丈夫的关系还是不错的。丈夫工作很努力，也很关心她，但是对于R的情绪问题丈夫不以为然，觉得自己家人对R都很好，是R太敏感，总是揪着一些家长里短的小事不放。

除了在婆婆家受气，R在工作中的人际关系也颇有压力。R说她的上司（经理）待人刻薄、挑剔、态度傲慢，经常在工作上刁难下属，还喜欢把权力握在自己手里。比如，经理叫R组织人员招聘面试，面试的求职者来了，她却说自己有事来不了，让R通知对方改时间，R感到十分为难。R负责公司的人员培训和企业文化建设，在制定培训方案和项目预算时，经理总是不给她明确的指导意见，等R做好方案交上去后，经理又让她重复修改，常常要拖很长时间。R感觉每次去向经理汇报工作，她的表情经常都是冷淡的、不耐烦的，语气里透着嫌弃，R巴不得说完事情赶紧逃走。此外，R对公司里的小团体文化也很讨厌，不喜欢参与同事的午餐八卦，同时又担心这样做同事会疏远她，工作上不跟她好好合作。有时因个别同事工作责任心不强导致项目进度拖延，经理责怪R，R却不敢去催拖延进度的那个同事（属于另一个部门），心里着急还委屈。这些事情都让R觉得工作不顺心，不想在这里干，可又没有更好的选择。

来访者6岁时父亲出国，后来父母协议离婚，父亲一直在国外没有回来，听说还有了新的家庭。母亲一直没有再婚，因为工作忙，就把R送去娘家由外婆照顾。R小学二年级转学到陌生的学校，遇到同学之间有冲突时，通常都是忍让对方。老师总是夸她懂事，外婆也会跟周围人说外孙女心很好。被老师和外婆夸奖的时候，R 心里很开心，以后一直都是跟周围人友好相处，不喜欢跟人发生冲突。大学期间，宿舍同学之间也有个别人比较霸道，或者爱占别人的小便宜，R 虽然不喜欢她们，但也尽量不跟他人发生冲突，以和为贵。R 也有与自己趣味相投的朋友，虽然有的朋友毕业后去外地工作，每次他们来本市出差或度假，R 都会邀请他们一起出去玩，相处愉快。跟自己的朋友相比，R 更觉得婆婆一家人和单位同事令人生厌，不愿与他们相处。

三、认知行为评估与个案概念化

R 的问题主要表现为人际关系冲突导致的消极情绪及不良应对方式。面对与自己价值观差异明显的婆婆和在工作中不好相处的上司，R 体验到厌恶、屈辱、担忧、愤怒等不愉快情绪，行为上则回避、退缩、消极抵抗，这样做的结果并不能帮助她改善在婆婆家以及工作场所的处境。

R 在幼年期由于家庭变故，不能享受到父母的呵护和支持，转学到陌生的学校后，面临人际冲突，为保护自己，只好委曲求全，忍让了事。这种消极忍让的应对策略总体上是有效的，而且得到老师和外婆的强化，于是就一直维持到大学。在很多情况下，R 的这种性格和人际交往模式是受人欢迎的，她也有关系不错的朋友。直接导致症状开始变得严重的触发因素是结婚和参加工作。当遇到相处困难的婆婆和上司（及同事）时，R 以往采用的应对策略不再管用，因为这两种对象都是不可回避的，而且跟自己的具体生活（或工作内容）息息相关，于是消极情绪的影响更为严重，且由于行为应对无效，陷入恶性循环。

R 的**个案概念化**如下：其有两大类典型的思维－情绪－行为模式，并对应于两个核心信念。

第一类，与**"无价值"的核心信念**相联系的思维－情绪－行为模式。表 3.1 列出了典型的 3 个情境与对应的自动思维、情绪及行为。

表 3.1 与 R "无价值" 的核心信念相联系的思维 – 情绪 – 行为模式

情境	自动思维	情绪	行为
婆婆当着我的面说外地人没教养、不文明、爱占便宜，提起自己家里人就说能干、挣钱多、孝顺等夸奖的话。	她才没素质，背后说他人的坏话，用一部分外地人的表现否定一切，明摆着就是想显示自己家人很优秀，她有这样的孩子很了不起，在我面前显示优越感。故意在我面前说这些话，是不是看不起我也是外地人，嫌我家穷。	郁闷，生气，厌恶	不说话，或反驳婆婆的言论。
培训合同改了很多遍，经理总是不满意，修改稿递上去好几天她也不批复，再去问，她沉着脸不耐烦地说："我很忙，你这件事情不能等等吗？"	上司根本不尊重我，欺人太甚，我好倒霉，遇到这么变态的上司。	失望，伤心，愤怒	默默忍受，不敢再去催。
自己的服饰被同事嘲笑像"妈妈衫"，还问我去上海要不要帮我带新潮服装。	她们嘲笑我土气，她们觉得我没钱所以买不起漂亮衣服，假装说帮我带衣服实际上想看我的笑话，周围都是这种势利眼，我不可能跟她们交朋友。	伤心，孤独	同事聊天的时候尽量躲避；花钱买和她们一样的包包，虽然很心疼钱。

中间信念（态度、假设、规则）：贬低他人是不对的；我必须要得到他人的尊重；如果我表现出跟别人一样的生活水平，他们就会看得起我。

补偿 / 应对策略：与对方争辩，希望自己的观点得到对方认可；回避交往，以免自己的弱点被对方发现。

核心信念发展和维持的相关早期经历：父母离异，母亲有着愧感，觉得是因为自己不够好，丈夫才不要自己的。小学转学到陌生的学校，因为单亲家庭而觉得低人一等，觉得自己弱小而不受尊重。

第二类，与**"无能"的核心信念**相联系的思维 – 情绪 – 行为模式。表 3.2 列出了典型的 2 个情境以及对应的自动思维、情绪、行为。

表 3.2　与 R "无能"的核心信念相联系的思维 – 情绪 – 行为模式

情境	自动思维	情绪	行为
财务部门某同事迟迟不能把合同审批表给我，导致项目进度拖延，经理责怪我，我却不敢去催拖延进度的那个同事。	是他不负责任，我又没有错，凭什么怪我！我不能催他，他会生气的。我也不知道该怎么办。	着急，委屈	继续等待，忍受上司的批评。
周末要上课，同事邀请我一同去郊游，我不想因为玩而耽误学习，又不敢拒绝她。	如果我拒绝她，她会不高兴，以后可能会疏远我，她还会嘲笑我读书有什么用，我不知道怎么应付这一切。	矛盾，担心，自责	跟她一起去玩，没有跟她说上课的事。

中间信念（态度、假设、规则）：人际冲突是可怕的；如果我顺从别人，冲突就不会发生。

补偿 / 应对策略：主动承担不属于自己的责任，以化解矛盾；顺从他人，维持和谐关系。

核心信念发展和维持的相关早期经历：早年父母离异，母亲教育自己不要跟厉害的人对抗，怕吃亏。在陌生的学校环境里受欺负而没有得到足够的社会支持，觉得自己是受害者，老师和外婆强化了被动忍让的应对策略。

四、治疗过程

1. 问题清单及治疗目标

R 当前面临的主要问题：一是与丈夫家人特别是婆婆的关系问题；二是工作中与上司和同事的人际关系问题。

治疗目标：人际交往中能够有效表达自己内心的想法和感受，增加愉快的情绪体验，更加自信。

2. 治疗过程及主要技术

初始会谈：评估会谈。收集重要信息并做出初步诊断；理解个案并形成初期认知概念化；开始建立与 R 的治疗联盟；引导 R 了解并进入 CBT 的治疗框架；识别重要的问题并设定总体目标。

首次会谈：与来访者建立合作的治疗关系；讨论当前面临的重要问题，建立目标清单；心理教育（认知三角理论，首次使用三栏表，引入自动思维的概念）；收集信息，继续进行个案概念化；布置家庭作业；总结并引出反馈。

第 2—4 次会谈：使用三栏表收集引发来访者典型消极情绪的事件，并帮助来访者区分事件、想法和情绪三者之间的关系，认识到消极情绪产生的关键不是事件本身，而是关于事件的认知评价。通过这样的分析讨论，来访者开始看到自己的认知模式，并意识到要改善情绪就需要对自己的认知模式进行改变。

第 5—6 次会谈：使用苏格拉底式提问评价自动思维，识别并矫正认知偏差。R 的典型认知偏差表现为绝对化要求、读心术、主观推论、夸大消极面、灾难化等。具体技术参见贝克的思维改变记录表。表 3.3 是 R 的思维改变记录表示例。此外还教授了问题解决技术以帮助 R 处理当前面临的现实问题。

表 3.3　R 的思维改变记录表示例

情境	自动思维	情绪及其强度	评价自动思维	结果（变化）
婆婆当着我的面说外地人没教养、不文明、爱占便宜，提起自己家里人就说能干、挣钱多、孝顺等夸奖的话。	她才没素质，背后说他人的坏话，用一部分外地人的表现否定一切，明摆着就是想显示自己家人很优秀，她有这样的孩子真了不起，在我面前显示优越感。故意在我面前说这些话，是不是看不起我也是外地人。	郁闷（80），生气（90），厌恶（70）	婆婆的确对部分外地人有偏见，看不起穷人，但也不是看不起所有外地人。我是外地人，或许她也看不起，但是我读研究生，婆婆就很赞赏。不能要求所有人都有很高的道德水平。婆婆在别人面前也这么说话，不是故意针对我的。我很难改变她的价值观，但我可以不赞同。	郁闷（50），生气（50），厌恶（60） 可以接受人各有志，不强求。 争论无益，学会屏蔽不良刺激，不放在心上。

情境	自动思维	情绪及其强度	评价自动思维	结果（变化）
培训合同改了很多遍，经理总是不满意，修改稿递上去好几天她也不批复，再去问，她沉着脸不耐烦地说："我很忙，你这件事情不能等等吗？"	上司根本不尊重我，欺人太甚，我好倒霉，遇到这么变态的上司。	失望（90），伤心（70），愤怒（80）	别的同事也经常挨批，说明不是我的错，经理就是一个不够尊重下属的人。在职场上遇到这样的上司也是常有的事。她不尊重我，不代表我就很差，隔壁部门领导还夸我能干呢。同事挨批后若无其事的样子，说明我太脆弱了。我需要学会自尊和坚强。	失望（50），伤心（40），愤怒（50）降低对经理的期望，继续催问合同的事。

第 7—8 次会谈：使用认知概念化图表和箭头向下技术识别并矫正中间信念。继续使用苏格拉底式提问以及其他认知技术，针对中间信念进行工作。

★矫正中间信念的对话过程示例（T 为咨询师）

T：你看，我们刚才识别了一个中间信念，即我必须要得到他人的尊重。

R：是的，我总是很固执地想要得到别人的尊重。

T：那如果有时得不到别人的尊重呢，会怎么样呢？（箭头向下技术）

R：我就会很生气，觉得他看不起我。

T：嗯，别人看不起你，意味着什么？

R：我不行，我没有用。（声音低下来，看上去情绪感受很不好）

T：你现在内心感觉很不好，是吗？

R：是的。这种被贬低和没有价值的感觉很不好，我希望自己是有价值的，被人看重的。

T：那就是说，你的自我价值感需要得到认可。

R：是的。

T：需要得到每一个人的认可吗？（挑战）

R：啊，我不明白？

T：让我们用图示来看得更清楚一点。我画一条线，线上带有刻度，最左端是 0 分，代表所有的人都不尊重你；最右端是 100 分，代表每个人都尊重你。你判断一下，你现在的状况处于线条的哪个位置呢？

R：80 分左右。大部分人都尊重我，但有小部分人对我不够尊重。

T：按照你刚才说的，必须要得到所有人的尊重，就是要得到 100 分，你才相信自己是有价值的。那 80 分的尊重是不是就意味着和 0 分一样，根本不能证明你是有价值的？

R：好像也不是这样。得到一部分人的尊重还是很有意义的。我只是想得到更多。

T：所以你在 80 分的位置上还不满足，希望更高一点，你觉得比较现实的期望是多少呢？

R：85 分和 90 分吧，我经过努力还是可以实现的。说实在的，最后那 10% 我觉得其实也是很难得到的。

T：你得不到 100 分，就觉得自己毫无价值，那如果一个人得到的尊重是 50 分，他的价值在哪个位置呢？也是 0 分，和你一样？

R：那还是不一样的。他也不会在 0 分的位置上，也许 20 分、30 分吧。

T：很好。你已经学会了在一个连续的尺度上评价一个人的价值。在 0 分和 100 分之间，你可以找到一个位置，比较客观地评价自我的价值感。即使有人不尊重你，也不代表你一无是处。

R：是的。这么想，我感觉就好多了。

在矫正中间信念的同时，咨询师与 R 选择一个典型情境设计了行为实验

（见表3.4）：R准备向拖延工作进度的同事提出直接要求，希望他按时提交自己所需的项目资料，看看自己原来所担忧的情况（对方生气了，对方对自己继续不理不睬，等等）是否会出现。

表3.4　R的行为实验记录表

原来的自动思维或信念	如果我直接提出要求，他会生气的，他会当作没听见，继续拖延，以后他一定不愿意理我了。
可替代的新想法	他就算不高兴也没那么可怕，他可能会配合我的要求去做。
行为实验的预期结果	他不理会我的要求（可能性高，80%）；他配合我的要求（可能性低，20%）。
行为实验过程描述	上班时，我直接到他的办公室，对他说，如果他再不把相关资料交给我，我就要被上司批评，可能还会被扣奖金，希望他能支持我的工作。我还说，如果明天还没有收到我需要的资料，我只好去找他的领导。
行为实验的结果	他没生气，平淡地说下班前会把资料发给我，后来就真的发给我了。第二天上班遇到他，他的表情也没有异样，跟我打招呼，和以前一样。这个实验证明我的确是过分担忧了。

第9—10次会谈：在前8次咨询的基础上，将重要的事件–自动思维–情绪以及相对应的中间信念进行汇总，开始识别和矫正核心信念。分析了核心信念形成的相关早年经历，并对早年经历进行了认知重塑，以逐步矫正无能和无价值的核心信念。进行了"核心信念工作表"的练习。家庭作业中配合"自我肯定清单"重点强化R对自身积极优势的发现与肯定（见表3.5）。

表3.5　R的自我肯定清单

我对待周围的人很真诚
我有正义感，追求公平公正
我做事非常努力、负责任
我乐于助人，朋友们都喜欢我
我热爱知识，喜欢学习，尊敬有专业声望的人
……

第 11 次会谈：准备结束咨询。咨询师与 R 回顾了咨询过程中学到的知识，特别是认知概念化图表，总结了经过矫正的较适应的新的信念，以及尝试使用的新的问题解决方法，然后讨论没有咨询师帮助时 R 如何自己应对人际关系中的困难。

第 12 次会谈：两周后跟踪随访。R 对自己的认知模式进行了总结，自己会继续用"核心信念工作表"进行自我矫正工作，同时在平时会有意找一些事例进行新行为的练习，效果良好。现在可以在一定程度上接纳婆婆的言行，不强求她与自己的价值观一致，同时增加与兴趣相同的朋友的交往，得到很多积极反馈，心情也比以前愉悦多了。R 打算取得硕士学位后就设法换一个与自己专业相关的工作，也会考虑出国继续求学。

案例分析与评价：抑郁的认知行为治疗流程

这是一个轻到中度的抑郁个案。尽管在青少年时期就开始发展出抑郁倾向，但 R 在大学毕业前总体上是能够适应环境的。参加工作和结婚之后，面对家庭和工作中的人际冲突，R 的抑郁变得严重起来，不得不求助于心理咨询。

由于 R 的社会功能保持良好，建立治疗关系的过程还是比较顺利的。因此，咨询师尽快导入 CBT 治疗的理论框架和治疗结构，从第 2 次会谈开始，使用三栏表收集自动思维的资料，进入标准 CBT 治疗流程。

当自动思维的收集工作相对比较全面之后，就可以对自动思维进行工作，此时使用苏格拉底式提问和贝克的思维（情绪）改变记录表作为改变自动思维、改善情绪的主要技术。再接下来的一个很关键的阶段就是识别并矫正中间信念，使用了认知概念化图表、箭头向下技术、认知连续体技术等，还设计并实施了行为实验，取得较满意的效果。

最后一部分重要工作是识别并矫正核心信念。咨询师探索了与核心信念密切相关的早期经历并进行处理。此处略显不足的是重塑早年经历的工作中对形成核心信念的消极情绪没有进行重点处理，建议可采用更灵活多样的技术如角色扮演、格式塔想象对话技术来帮助 R 重构早期经验，以更深入地动摇其核心信念。

思考与练习

1. 请用具体事例说明，来访者在工作场所中的人际关系冲突，反映出她有哪些典型的认知偏差？

2. 《认知疗法》 * 一书中提供了多种识别与矫正核心信念的技术，试着用这些技术针对来访者"无能"的核心信念进行工作。

---

* BECK J S. 认知疗法——基础与应用 [M]. 张怡，孙铃，王辰怡，等译. 王建平，审校. 北京：中国轻工业出版社，2013.

案例 7 恐惧无所不在

一、初始访谈印象

H，男性，20岁出头，为某大学二年级学生，主动预约咨询，准时到达。身高中等，体形偏瘦，长相帅气，衣着整洁。见面问候咨询师，有礼貌，等咨询师落座后自己才坐下。声音洪亮，语言表达很流畅，抑扬顿挫有表情，反应敏捷。

二、案例信息

1. 来访者目前感到困扰的问题

前来咨询的主要问题是，学业压力大，遇到挫折心情总是很紧张，身体不舒服，担心健康问题。希望通过心理咨询能变得坚强、愉快，凡事想得开，不要那么容易烦恼。

2. 症状或问题发生发展的过程

自从上大学，一个人离开家人，独自在一个陌生的城市求学，感觉孤独、害怕，对很多事情都容易担忧。

H很看重学习，打算将来考研，进一步深造。但是从大一开始，物理就学不好，一到期末考试就很焦虑，担心自己会挂科。看到别人学习比自己好，就很自卑。平时在学习方面，如果遇到一点挫折，比如老师对自己的作业或科研实践项目提出批评意见，或者参加活动比赛成绩不理想，心情就很不好，责备自己不够努力，觉得以后考研没有希望了。

H对自己的健康状况非常关注，觉得自己身体弱，担心生病。平时也会看一些关于保健养生的节目，如果觉得身体哪里不舒服，就想要去看医生，医生说没有病才放心回来。因为一直有胃胀、消化不良的毛病，爸妈从小不让自己吃垃圾食品（说有添加剂影响健康），平时也不敢随便吃东西，一般不会跟同学去外面的小摊上吃饭，也避免刺激性食物（比如海鲜、辣椒、火锅等）。前一阵子有一个韩国明星自杀了，据说是抑郁症，H 就下载了一个关于抑郁症的科普视频，看了之后很害怕，担心自己也会得这个病。听说失眠会使智力下降，H 开始担心宿舍里这么吵，自己有时半夜会醒来，会不会变傻。类似这些与健康有关的刺激太多了，所以经常会引发关于生病的担忧，觉得活得很累。

上大学是 H 第一次住集体宿舍，跟同学相处并不愉快。由于 H 注重健康，希望生活作息有规律，而同宿舍的男生有几个人经常白天不上课，晚上不睡觉、打游戏等，影响其他人休息。H 对他们的这些行为很生气，但是从来不表现出来，担心说出来会影响同学关系。心里有意见，表面还得装作一团和气，H 觉得自己在宿舍里跟同学相处就像戴着假面具，一点也不放松，所以尽量不在宿舍里待着，只有睡觉时才回宿舍。但是这样一来，跟同学的关系就更疏远了，觉得人际关系也很紧张。有时候很孤独，想找同学一起出去玩，又不知道找谁比较好。

H 感觉自己被很多的消极想法困扰，心情压抑，怕这怕那，很难随心所欲地去做事情，非常希望摆脱这一状态。

3. 问题的应对策略及效果；是否用药，以及相关的事宜

H 采用很多办法来应付生活中的烦恼。他会经常上网搜索、阅读、观看与健康有关的文章、视频等，注意观察自己的身体有无异常表现，不舒服就去医院看医生，希望专家能帮自己确定身体健康没问题。H 的日常生活很有规律，按时饮食作息，不熬夜，不吃刺激性和不卫生的食物，锻炼身体。与同学相处的时候尽量避免冲突，不跟看上去比较野蛮的人打交道，也不跟看上去性格古怪的人多接触。为了躲开打游戏的同学，他最近在打算换宿舍。H 非常努力地学习，希望获得老师的肯定和夸奖。上述策略的使用一定程度上帮助 H 避免了更多他所担忧的刺激，目前可以保持大致的身体健康和人际关系稳定，但付出的代价是每天小心翼翼，不能像别人那样随心所欲地生活，

而且对未来可能发生的一切充满忧虑。

H 的就医行为主要是去综合医院内科检查躯体健康，医生一般不给他开处方药，只开一些保健药品。H 没有就情绪问题去精神科就诊，也没有用药。

4. 与上述症状或问题相关的成长经历

在 H 的记忆中，自己小时候是活泼开朗的，很淘气，并不胆小。据亲戚和邻居说，自己小时候很拧，爱较真，喜欢跟大人对着干。上初中后，因为脾气不好，跟班上的几个男生关系不好，渐渐被男生疏远，后来就不喜欢跟他们玩了。这种情况到了高中也没有好转，那时只顾学习，对班级活动很少参与，也不知道自己怎么就变得不合群了。

刚上初中时脾气暴躁，跟同学关系不好。有一次当面跟同班男生争吵，还打起来，当时就觉得心跳很快，像要晕过去一样。事后好长一段时间总觉得心脏不舒服，胃胀，不想吃东西。去医院看病，医生还以为是学习太用功给累的，对 H 的父母说，要注意劳逸结合，别让孩子学习太拼命了。父母以前对 H 的学习要求很高，这以后就总说，身体最重要，学习差点没关系，跟同学相处要平和，不要冲动。不过，H 的心里一直希望自己学习出色，将来事业有成，过幸福的生活。

上大学后，H 十分注意自己的身体健康，总怕自己太瘦弱了容易得病，定期锻炼身体，好让自己看上去比较健壮。如果跟身材高大的男生一起参加某种体育活动，就很没有自信。

5. 个人特点：认知 - 情绪 - 行为特点，性格特点，对 CBT 的适应性

思维敏捷，想象力丰富，学习刻苦，记忆力也很好。情感细腻，对别人的言行观察细致，情绪比较容易波动，习惯于多想消极的后果。热爱生活，兴趣广泛，喜欢绘画、表演，参加了大学生艺术团。有内省力和现实检验能力，咨询动机比较强，合作性好，适宜 CBT 疗法。

6. 人际关系：与同学、室友、同事的关系，家庭关系，亲密关系等

能与同学、老乡、室友等同龄人保持友好关系，但自己认为这些都是一般的社交关系（有距离），真正可以交心的知己很少。很少与人发生冲突，待人温和、忍让、有礼貌。对长辈尊敬，自己拿不定主意时喜欢征求权威的意见。

7. 家庭状况：父母（或重要他人）的性格特点，与父母的互动方式，家庭经济等

H是长子，家中还有一个小3岁的妹妹。父亲出身贫寒，靠自己的努力考上大学，成绩优异，毕业后在政府机关工作，性格较内向，不善社交。母亲是一家商场的普通职员，性格开朗，对人热心。H与父母关系密切，心情不好时会给父母打电话倾诉，父母也经常教导他如何为人处世。H曾记得，父亲生活上比较不讲究，对孩子也不是那么会照顾。小时候母亲要倒班，有时候需要父亲在家照顾孩子，母亲回家时会埋怨父亲没有照顾好孩子（比如吃得不好、衣服穿得乱七八糟等），觉得母亲对自己很关心，很享受这种感觉。上大学一个人在外地，有孤独感，很想念家人，希望以后考研能考到离家近一点的城市，不想离父母太远。

三、评估与诊断

H自上大学以来，持续地对学习、健康、人际关系等事件或活动感到过度的焦虑和担忧，持续时间已超过一年，其担忧情绪难以控制并达到强烈的主观痛苦程度，同时表现出感觉紧张、容易疲劳和易兴奋的症状，符合广泛性焦虑的症状表现。

H的症状表现需注意与抑郁和强迫症进行鉴别诊断。

与抑郁的鉴别诊断：H也有一定程度的消极观念和抑郁情绪，但这种抑郁主要是由焦虑观念引起的，是继发产生，且并未有明显的情绪低落、兴趣丧失、活动减少、精神运动迟滞、认知功能受损等核心症状，日常学习生活功能基本保持正常，故不符合抑郁发作的诊断标准。

　　与强迫症的鉴别诊断：H 的焦虑念头很容易与强迫症的闯入性思维（强迫观念）相混淆，他所担忧的事情（比如健康、学习成功、良好的人际关系）相对于强迫观念来说，逻辑上还具有一定的合理性。H 对担忧想法的主要反应是回避，且回避的形式较温和，没有那么刻板，也没有表现出重复、冲动行为，不存在明显的强迫行为。故排除强迫症的诊断。

四、治疗动机和目标具体化

1. 治疗的动机与阻碍因素

　　H 寻求帮助的最主要动机是缓解精神紧张的痛苦，更好地投入学习、生活和社会交往，提高自信和生活满意度。阻碍因素是 H 的自我独立性不足，习惯于依赖权威或亲密关系以寻求确定感和获得心理安慰，不想自己承担风险，害怕面对现实挑战。

2. 治疗的具体目标

　　治疗的具体目标是：

　　①缓解焦虑紧张的情绪；

　　②日常生活功能恢复到与同学基本相同（回避行为减少，可正常饮食，能参加娱乐活动等）；

　　③人际交往的适应性增强，能自在地和与自己有差异的同伴相处（紧张下降），不回避集体活动；

　　④面对学业压力和未来挑战，能承受挫折，选择适合自己的发展道路。

五、个案概念化及相应的干预方案

1. CBT 个案概念化

（1）诱发担忧的刺激情境

　　将来访者所担忧的情境进行汇总，主要内容如下。

　　A. 期末考试前，看到同学去通宵教室复习，问他"累不累"，同学回答：

"能不累吗？不努力拼命是不会取得好成绩的。"H想起期末考试就很担忧，觉得期末考试都要"拼命"，那以后考研岂不更辛苦。学习这么辛苦，身体会受不了的，会生病的。

B. 媒体报道有一个明星自杀了，据说是抑郁症，H就下载了一个关于抑郁症的科普视频，看了之后很害怕，担心自己也会得这个病。想了好几天，最后决定去问心理咨询师自己有没有抑郁症。

C. H参加大学生艺术节的话剧演出，回宿舍后有舍友对他说"你演戏有点娘娘腔"。H听到后感觉很不好，觉得同学嘲笑自己不像男子汉，不喜欢男生通常喜欢的游戏，反而对艺术表演这么感兴趣，比较女性化，心里很惭愧，怕同学疏远自己。

D. 一直担心物理，果然没有考好，很沮丧。怕影响学业的平均绩点分，怕考研时物理依然拖后腿。一上物理课心里就哆嗦。

E. 在宿舍走廊里看到别人宿舍同学之间有说有笑，感觉自己一个人好孤独，也没有人找自己玩，一个人干什么都没心情。待在宿舍越想越难受，实在受不了，出门找同在一个城市读书的老乡，跟他说说话，才感觉好一点。

F. 同学过生日，大家一起去吃火锅。H心里很不安，觉得吃火锅对胃不好，不敢放开了吃。第二天觉得胃胀，去医院看医生，医生说适度吃火锅或吃辣椒，关系不大。听了医生的话，才放下心来。

G. 春天到来，天气很好，外面阳光灿烂，H和同学出去玩。大家都玩得很嗨，H也感觉自己比较兴奋，话很多，心里隐隐不安，觉得自己太放肆了，怕有不好的事情发生。下一次同学还约他出去玩，他婉言谢绝了，安安静静地去自习室，觉得这样比较安心。

H. 晚上回宿舍准备睡觉，舍友还在玩游戏，鼠标发出很大的声音，睡不着，又不敢给同学提意见。忍住心里的火气，好久没睡着。担忧明天起床精神不好，影响上课。

I. 话剧演出，男二号个子很高、很魁梧，H很担心自己跟他站在一起会显得自己又矮又小，尽量避免跟他距离太近，因为这个被导演批评。每次跟他合作演出，都感觉很不自然，分心。

（2）行为功能分析表

选择一些主要的诱发情境，完成行为功能分析表（见表3.6）。

表3.6　H的行为功能分析表

诱发情境	想法（认知偏差）	情绪／生理反应（0—100分）	回避／冲动行为	回避行为后情绪（0—100分）
同学过生日吃火锅	吃火锅对胃不好（过度概括）；我会得胃溃疡（算命）；太可怕了，会死的（灾难化）	恐惧紧张（85分）；胃胀（60分）	去看医生，从医生那里得到安慰	恐惧（30分）；胃胀（10分）
同学说自己的表演有点娘娘腔	同学觉得我不像男人（读心术）；他们不喜欢我（读心术）；如果他们疏远我，我就没有朋友了（心理过滤）；我是一个孤独的人（贴标签）	惭愧（70分）；担忧（80分）；悲伤（80分）	上网去看如何培养男子汉气质的文章	惭愧（50分）；担忧（60分）；悲伤（60分）
看见别人宿舍同学之间有说有笑，自己一个人	我好孤独（贴标签）；没人会找我玩的（消极过滤）；我以后也不会快乐了（算命）	抑郁（80分）；担忧（90分）	去找老乡聊天	抑郁（40分）；担忧（50分）
自己学习很认真，喜欢安静，而舍友不爱学习，夜里玩游戏影响自己休息	有的人就是不守规矩（绝对化要求）；我跟他们没有共同语言（消极过滤）；不可能成为朋友（朋友之间应该相亲相爱，黑白思维）；我不想跟同学闹僵（冲突是可怕的，灾难化）	生气（90分）；害怕（70分）；担忧（90分）	压抑内心的不满，什么也没说，打算换宿舍	没变化
跟同学聚会很兴奋	如果你很得意后面就会有不好的事发生（算命）；我不能承受打击（灾难化）	紧张不安（60分）	谢绝同学邀请，一个人去自习	紧张（30分）
同学买了一个价格很贵的手机	我这么穷（黑白思维）；同学不会想和我交朋友（读心术）；我会很孤独（算命，灾难化）	抑郁（60分）；担忧（60分）	努力学习，用成绩证明自己是优秀的	抑郁（40分）；担忧（30分）

（3）广泛性焦虑的概念化模型

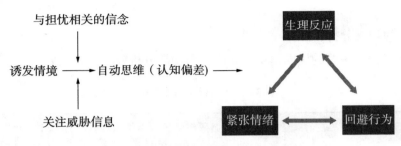

图 3.1　广泛性焦虑的概念化模型图

2. 干预方案

（1）干预策略及治疗计划

以当前环境中对 H 影响较明显的刺激情境作为切入点，引出他的自动思维，分析导致适应不良的自动思维背后的认知偏差，进行认知矫正的治疗工作。在认知矫正基础上，循序渐进地进行行为暴露，以显著降低焦虑紧张的情绪及相应躯体症状，恢复正常社会功能。

（2）匹配相应技术

针对不同类型认知偏差的认知技术

读心、算命：苏格拉底式提问，行为实验（现实检验）

消极过滤、贴标签：寻找积极面，自我肯定清单

黑白思维：认知连续体

灾难化：去灾难化

行为技术

对消极事件的选择性关注：注意矫正

焦虑的生理反应：冥想和放松

情绪回避：暴露

人际交往困难：问题解决技能

六、治疗过程

1.第一阶段：咨询关系建立，CBT 导入，收集信息

CBT 治疗的前提是与来访者建立良好的治疗关系，特别要确认来访者具有充分的治疗动机，从而保证在整个治疗过程中的依从性。在对来访者表示尊重、关心、支持的基础上，特别强调 CBT 治疗关系的合作性，也就是说，治疗过程中，来访者需要有主动性，需要与治疗师共同合作来发现自己的思维行为特点，每周完成家庭作业，尤其在暴露阶段，要求来访者克服恐惧参与暴露的任务，是比较困难的环节，但也是收效最明显的阶段。

治疗师认为，来访者的自我发展水平相对较好，有一定独立性，但在与特定恐惧有关的方面表现出不成熟和依赖性，习惯于从权威人物或亲密关系中寻求安慰和保护，因此在治疗关系中，注意不过分关注来访者的焦虑想法和躯体症状，也不给予过度安慰和保证。

治疗关系建立之后，尽早导入 CBT 理念。首先，向来访者介绍认知－情绪－行为三者的相互关系，解释认知对刺激情境的解释如何导致了适应不良的情绪和行为反应。接下来，说明每次咨询的会谈结构将基本包含如下内容：心境检查，家庭作业回顾，设置议程及优先顺序，按顺序逐个讨论议程（此过程中教授 CBT 技术并设计家庭作业），最后进行总结反馈，确认本周家庭作业。最初布置的家庭作业是观察并记录自己的情绪反应。

2.第二阶段：个案概念化，焦虑想法的认知矫正和问题解决－压力缓解等辅助技术的学习和练习

在第一阶段收集信息的基础上，形成初步的个案概念化，并向来访者解释个案概念化的内容。

开始进行焦虑想法的认知矫正工作。具体做法是：① 选择一个刺激情境；② 命名情绪并评估情绪强度；③ 引出情绪背后的自动思维，评估对自动思维的相信程度；④ 辨识认知偏差，找出自动思维的替代想法，评估对替代想法的相信程度；⑤ 检查情绪和行为的改变。根据自动思维背后隐含的认知偏差

的不同类型，选择相应的认知矫正技术。

★应用认知技术矫正认知偏差的对话过程示例（T 为治疗师）

H 对于宿舍里的人际关系感到紧张，因为他发现自己跟舍友在某些方面兴趣爱好不同、价值观不同，缺乏共同语言。他的思维假设是，"好朋友应该无话不谈，像好兄弟一样相亲相爱"，这是一种黑白思维的认知偏差。H 还有一种思维逻辑是，"如果我不能跟舍友成为好朋友，以后到了社会上也会一直这样孤独，那我遇到困难就没人帮我了"，这背后的认知偏差是高估可能性和灾难化。

T：你刚才谈到你和同学在一些方面好像有差异？

H：是的，我跟他们很不一样。我喜欢学习，他们喜欢打游戏；我生活作息有规律，他们夜里不睡、早晨不起；我循规蹈矩、有礼貌，他们比较随性、放得开。我觉得和不一样的人在一起，很不自在，有紧张感。

T：你可以告诉我，跟不同的人在一起为什么会感到紧张吗？

H：我只会跟自己相似的人交往，遇到和自己不同的人，就没有话说，彼此有距离感，感觉冷冰冰的，很不舒服。

T：是一点也没有话说吗？

H：当然不是。我的意思是，跟舍友不能交心，不能随心所欲地交谈，这样就觉得有距离感。

T：那你觉得什么样的人际关系才不会有距离感？

H：像兄弟那样无话不谈、相亲相爱，这样才好，很温暖，也很安心。

T：你的意思是，如果做不到无话不谈，就不能算是朋友了？

H：嗯，好像也没那么绝对。那样的话，就不是很亲密的朋友，只能算一般朋友。

T：所以，人际关系里可以有很亲密的关系，也可以有一般的朋友，是吗?

H: 是的。你是说, 他们也可以说是我的朋友?

T: 你觉得呢?

H: 是可以算朋友, 起码比不认识的人要好一点。

T: 我们来做一个量化的评估。如果亲兄弟之间的关系亲密程度可以打 100 分, 陌生人的关系打 0 分, 你觉得舍友和你的关系打几分合适呢?

H: 那不能一概而论。宿舍里有一个人跟我比较好, 可以打 70 分, 其他几个, 50 分吧, 那个天天吵我睡觉的同学只能打 40 分。

T: 非常好! 你现在可以把人际关系按照亲密程度进行不同的分类, 你觉得一般来说, 不同类型的关系在实际生活中是什么样的? 它们各占多少比例呢?

H: 让我想想。我觉得, 知己朋友应该很少吧, 不会超过 5%, 好朋友会占一部分, 然后其他的关系会占很多, 只是一般关系。

T: 那么, 舍友即使不是知己, 也是你的朋友, 你现在还觉得那么紧张吗?

H: 我觉得好一点了。我主要是担心, 如果我不能跟他们成为好朋友, 我就会孤立无援, 没法在社会上生存。

T: 你是说, 你现在跟舍友的关系只是普通朋友, 意味着你到哪里都交不到好朋友了?

H: 我只是一种感觉。一回到冷冰冰的宿舍, 就觉得自己好孤独。其实我在其他地方还是有一些不错的朋友的, 比如艺术团里大家关系就很好, 老乡也很关心我, 还叫我去他那里吃饭打球。

T: 所以说, 好朋友不一定非得在宿舍里找, 如果别的地方能交到好朋友, 你就不会一直孤独。你那么害怕孤独, 可以说说孤独对你意味着什么吗?

H: 我不喜欢孤身一人, 我害怕将来遇到困难, 身边没有人可以帮我，那我就完了。

T：哦，你担心如果没有别人帮助，你自己无法应对困难？

H：是的，我不相信自己一个人可以解决很大的问题。

T：可以举个例子吗？你最近遇到的一个比较大的困难是什么？

H：上个月，我去外地参加一个暑期实习项目面试，要坐火车去，结果临走前一天晚上身份证丢了，钱包也丢了，真糟糕。

T：哦，你遇到了麻烦。那当时是怎么解决问题的呢？

H：我去车站窗口补办了公安的证明。我舍友，就是那个老玩游戏吵我睡觉的同学，还借钱给我。

T：你舍友真不错，平时看不出来，关键时候很给力啊！

H：是啊，真没想到他会这样热心地帮我。

T：假如身份证不能及时补办，也没人借钱给你，事情会怎么样呢？

H：那就惨了，我就会失去那个暑期实习的机会，我费了多大劲才争取到面试机会的。

T：是很不容易。不过有时不好的事情的确会发生。如果不顺利的情况的确发生了，你没有身份证，也没有钱，坐不了火车，错过了面试，不能去实习了，那又怎么样呢？我知道这很难受，不过还是希望你能想象一下这样的情境，看我们能不能面对。

H：（深吸一口气）真要那样，我得多惨呀！失去这么好的学习机会。

T：这是最糟糕的事情吗？无法补救吗？

H：那倒也不是。最多是假期比较无聊。我想，我也许会重新寻找其他的实习项目，又得从头来，真麻烦。

T：是的，会遇到困难，也会有麻烦，但不是不能解决的。你现在觉得跟舍友保持普通朋友的关系，对你的未来有那么大的威胁吗？

H：我觉得好多了，我想通了，宿舍是不能选的，不能交到最好的朋友也没多大关系，可以在其他地方结交好友，再说，人最终还是要靠自己，也不能一味依赖别人。

★应用行为实验技术对适应不良的自动思维进行现实检验和矫正的过程示例

表3.7　H 的行为实验记录表

行为实验1	晚上在宿舍里大声唱歌
与抑郁 / 焦虑相关的解释（自动思维或信念）	我会吵着别人，他们会烦我，对我出言不逊。
在会谈中提到的可以替换的解释	有的人嫌吵，也有的人不会，如果同学有意见，我可以停下来，他们也不会对我怎么样。
对这个练习的假设（预期的结果）	同学会不高兴，会说我，阻止我。
记录实验实施的过程	晚自习回去后，发现舍友都在，有的在玩游戏，有的躺在床上打电话。我打开下周要表演的歌曲谱子，小声唱起来，一边唱一边察看他们的反应。后来试着大声地唱。
描述实验的结果	玩游戏的同学头也不回，另一个同学对我说："今天心情不错嘛！"好像没有责备的意思。
认知检验的结果	害怕的事情没有发生，是我多虑了。
行为实验2	向晚睡的同学提意见
与抑郁 / 焦虑相关的解释（自动思维或信念）	他看上去那么阴郁，脾气不好，如果我向他提意见，惹恼了他，他会发火，没准会打我，以后会变本加厉地整我。
在会谈中提到的可以替换的解释	也许他不知道会影响我睡觉，我提出来他会注意一点，他生气也不太可能打人，再说还有别的同学在场，他们会帮我。
对这个练习的假设（预期的结果）	他会发怒，会用不好听的话骂我，会打我。
记录实验实施的过程	晚上我睡下了，那个同学还在打游戏，鼠标声音很大、很吵。我坐起来，跟他说，"你的鼠标很吵，我要休息了，可不可以小点声？"
描述实验的结果	他看了看我，没吭声，继续玩，玩完一局后就关机了。
认知检验的结果	他并没有发火，更不会打我，我的预期过于悲观了，努力争取总比忍耐要好。

3. 第三阶段：暴露技术的学习和反复练习

通过第二阶段的认知矫正，H对很多事情的看法有一定转变，能够客观地分析事情的可能结果，并对自己处理困难的能力有了一定的信心。但是在有关健康和人际关系的一些事情上还是有很大的焦虑和紧张。H自诉，尽管知道自己的害怕是不合理的，但是情绪上依然紧张恐惧，无法控制。本阶段的工作重点是暴露治疗，通过持续暴露于诱发紧张恐惧的情境中，不回避，提高对焦虑反应的忍耐程度，消除对回避行为的负强化。

暴露治疗包含以下工作步骤。

（1）准备暴露

动机访谈，心理教育，解释暴露的功能和代价。

（2）根据疾病类型和症状特点，确定暴露的类型，选择暴露的技术

结合H的症状特点，选择会谈内暴露和现实暴露两种类型。

（3）暴露等级的建立

以下为H与咨询师讨论后建立的暴露等级表（见表3.8）。

表3.8　H的暴露等级表

不回避	犹豫是否参加但很少回避		有时回避		经常回避		总是回避	
0	1	2	3	4	5	6	7	8
没有痛苦	轻微的痛苦		明显的痛苦		强烈的痛苦		极度的痛苦	

	描述	回避	痛苦
1 最严重的	跟高个子男生一起打篮球	8	7
2	跟同学旅游，行程由别人掌控	6	8
3	跟看上去讨厌的同学搭档做实验	6	6
4	到校门外大排档去吃饭	6	5
5	聚会时跟不熟悉的人坐一桌	5	5
6	听到或看到与疾病、死亡有关的新闻	5	4
7	商场里照镜子，看见别人比自己高大	3	4
8	……		

（4）会谈内暴露

咨询师选择诱发中等强度恐惧情绪的情境——"听到或看到与疾病、死亡有关的新闻"作为会谈内暴露的任务，帮助 H 学习暴露练习的实施过程和注意事项。具体做法是事先准备好关于疾病和死亡的一篇新闻，要求 H 大声朗读，反复多次，直至恐惧情绪下降到 3 分以下。

（5）暴露计划实施及反复练习（暴露家庭作业）

经过会谈内暴露的学习和练习，咨询师给 H 布置了现实暴露的家庭作业，要求每周至少进行 3 次暴露练习，并填写暴露练习记录表。暴露计划从诱发中等强度恐惧的刺激情境开始，逐步提高任务难度。H 完成的一个暴露练习记录表示例如表 3.9（见下页）。

七、治疗结束

1. 回顾治疗过程，总结和强化学习收获

在 H 持续完成暴露等级表上所列的多数任务后，开始进入治疗结束的准备阶段。

咨询师与 H 共同回顾了治疗过程中各阶段的学习任务，评估了所取得的进步，并总结了对未来有指导意义的学习成果。

H 列出了自己认为最重要的学习收获：

①修正了"我是脆弱的"这一核心信念，现在对自己的身体健康有信心，经过锻炼，形体和力量也有较大进步，看起来很有力量。在能力方面，能认可自己在学习、艺术表演、应对挫折方面的努力和成就，会继续提高。无论考研的挑战有多大，自己会尽力去争取好的结果。

②人际关系方面，学会在坚持自我独立性和接纳宽容他人之间寻找平衡点，接受自己与他人的差异，敢于自我表达，对他人的差异保持开放性而不是受主观悲观预测所误导，可适度承受人际冲突的风险。现在懂得人际关系没有绝对好，也没有绝对不好，需要把握分寸，学会灵活调整。

表 3.9　H 的暴露练习记录表

暴露任务：周末接受同学邀请去外地旅游，事先并不清楚具体行程安排，尤其是每天的具体路途是否遥远，能否保证按时吃饭及饮食卫生，住宿条件如何等，都是不可控的。

在任务前：
预期焦虑（0～8）：　　　　　8

你在任务前注意到的思维、感受和行为：
想法：听说去山里，会不会很辛苦，会不会很冷，如果吃不好、睡不好，我可能会生病
感受：焦虑，紧张，担心，有躯体反应，睡不好
行为：试图向同学询问具体的行程安排

重新评估关于任务的自动思维：
偶尔吃不好、睡不好也不一定会生病。我一直在锻炼，身体比以前强壮了，可能是可以承受一点辛苦的。再说，山里也不是条件一定差，去了就知道了。如果真的受不了，我也可以跟同学请求照顾我的具体情况，调整行程。

完成任务后：
在任务进行的过程中你注意到的思维、感受和行为：
想法：爬山真辛苦，我得坚持，不能让同学笑话我。都 1 点了还没吃午饭，我会胃疼吗？
感受：有点担心自己的胃，紧张，身体很疲乏，气喘，腿很酸
行为：还是坚持跟同学走，没有要求停下来去吃饭

你进行练习的时间：　　　　　1 小时

在任务中感受到最大的焦虑程度（0～8）：　　　　　8

在任务结束时你的焦虑程度（0～8）：　　　　3

有没有对情绪的回避（分心、安全信号等）？
中间曾向同学提出找地方吃饭，但是同学说坚持一下到山下再吃，我就没有再提吃饭的要求。

你从本次暴露任务中学到了什么？你担心的结果发生了吗？如果发生了，你能不能处理它们呢？
本次暴露任务中，我发现自己的身体还是有一定承受能力的，没有那么娇气。我担心不按时吃饭胃会不舒服，结果并没有发生。如果真的胃不舒服，我想我会想办法去医院。

2.拉长治疗间隔，适应结束

为适应治疗结束后独自面对现实困难，逐步拉长咨询间隔，改为两周一次、一月一次，最后正式结束治疗。

案例分析与评价：广泛性焦虑的核心恐惧

本案例从青春期人际冲突导致躯体反应为诱因，症状缓慢发展，到大学阶段逐渐加重，并泛化到生活的方方面面，对来访者的社会适应功能造成极大困扰。其广泛性焦虑的特点非常典型，焦虑恐惧的刺激情境复杂多样，在咨询初期很容易使咨询师感到困惑而无法抓住其问题的关键所在。在建立良好咨询关系的基础上，咨询师经过详细而全面的信息收集，逐渐理解并归纳出，来访者的核心恐惧有三个方面——健康、学业成就、人际关系，并进行了认知行为治疗的个案概念化工作。

认知行为治疗的技术是在个案概念化的指导下实施的。针对来访者的核心恐惧内容，使用箭头向下技术找出自动思维背后的中间信念（假设）及核心信念，识别认知偏差的类型，然后匹配相应的认知矫正技术。与此同时，为帮助来访者尽快缓解焦虑紧张，提升适应功能，进行了问题解决和压力缓解等辅助技术的学习，进一步增强来访者对治疗的信心和依从性，为下阶段的暴露治疗奠定基础。

最后一个阶段，也是最有挑战性的一个阶段，就是暴露治疗。由于暴露过程中来访者将体验到强烈的恐惧情绪和生理反应，因此暴露前先进行了动机访谈和心理教育，加强了来访者面对困难任务的决心。为保证暴露练习的顺利进行，暴露任务的难度和强度的控制非常关键。建立详细的暴露等级表，选择中等强度暴露任务，先进行会谈内暴露的学习和练习，然后再尝试现实暴露，每次暴露前后做好暴露练习记录表，同时对暴露中习得的技能进行确认和强化，处理暴露失败的问题，等等，这些都要求咨询师具备全面而熟练的认知行为治疗技巧，同时持续地稳固咨询关系，以保障治疗过程顺利完成。

本案例中，来访者的咨询动机充分，认知领悟能力较强，有一定的心理承受能力以独立完成暴露练习，同时其社会支持环境（家庭、朋友、老师及同学）也比较积极，这些都是咨询取得较大进展的有利因素。

本案例有待改善的方面是暴露等级建立及暴露任务的设计，没有直接针对来访者最为焦虑的"怕生病怕死"这一核心问题，暴露难度不足，在未来再次遇到相关威胁刺激时症状有可能复发。

思考与练习

1. 如何识别广泛性焦虑障碍的核心恐惧？

2. 针对来访者"怕生病"这一核心问题，设计一个暴露任务的具体实施方案。

案例 8　技术男的社交焦虑

一、来访者基本资料

S，男性，31 岁，研究生毕业，就职于某互联网上市公司，主要负责采购业务系统终端的编程开发。三个月前因为工作业绩出色，S 从之前的计算机网页部门调离，进入刚成立的手机应用部门，晋升为部门经理。此次前来咨询的主要诉求是，升职后压力感越来越强，就算到了周末的闲暇时间，自己仍不停地在为工作担心。最近一个月失眠现象严重，情绪糟糕，同时伴有各种躯体不适，S 非常怀疑自己是否能胜任目前的工作，甚至每天起床有再也不回公司的冲动。

二、问题发生发展的主要过程

S 小时候性格内向腼腆，从来没有一个真正的好朋友，特别是跟异性交流，S 会尤其紧张，尽管他非常想和一些成绩优异的女生交流学习难题。S 偏爱看书学习，学习成绩非常好。本科，在某 985 大学读计算机专业，并顺利保研。毕业后在现公司担任软件工程师，前两年主要在团队负责编程工作，工作内容相对单一，只要正确理解上级的要求，都能按时完成自己的模块任务。后来因为在团队中高效且业绩出色，经理推荐他去接管一个四人小团队，在 3 年担任主管的过程中，虽然谈不上压力很大，但辛苦程度比原先大了很多，S 自述很多分配给队员的任务，队员会出现各种问题，不是错误理解工作指示，就是达不到自己要求。很多队员出错的任务，自己需要再次介入返工。

S 业余生活独处比较多，住在公司分配的单身公寓，刚开始工作几年，很少加班，平时下班后会宅在宿舍玩掌上游戏机，是宠物小精灵资深玩家，收集了很多周边公仔。每周二、周四也会去附近商圈，看看新上映的电影。周末则更多的是花大量时间组装各种模型，偶尔也会去逛逛花鸟市场，淘一些自己喜欢的小宠物和小植物。除了团队建设，S很少跟同事相处，觉得处理人际关系太复杂，更喜欢沉浸在自己的各种小爱好之中。当了团队主管以后，加班时间就增多，S业余生活也就减少了一大半，一个月总有四五天要给队员修改返工加班至晚上10点。很多时候会焦虑，但一般都能解决得很好。

三个月前，上级对S非常认可，觉得他工作认真负责，也非常年轻，想重点培养，便让S从原来网页客户端部门转到手机应用部门，晋升为部门经理，带领着8组开发团队，47个成员。同时工作内容也发生巨大变化，S基本不需要再进行编程工作，而是把重点放在将各个开发模块分配给各个团队主管，还需要跟市场部门经理沟通，了解对方需求，优化系统。这一系列的变化引起了S无数烦恼。有一次，因为一个功能需要及时改变，S很难像过去那样挨个跟员工交接指令，只能召集相关人员开会。但临近会议时间，S非常焦虑害怕，担心自己开会指示任务不够清晰，导致员工做无用功并私下责备自己。当时躯体也产生一系列反应，包括心悸，出汗，呼吸困难，脖子后面感觉僵硬疼痛。S觉得这个样子去开会肯定会失态，脑子会一片空白，不知道应该说什么。S担忧会被员工看出自己紧张，嘲笑自己这点事都做不好，当什么部门经理，遂马上通知助理把会议临时取消了。结果因为功能调整不及时，导致两个团队两天的工作量白费，受到责任相关部门主管的指责。S觉得责任全在自己，非常自责。自从晋升为经理后，与上层及市场部门开会的次数也越来越多，S描述自己在开会中基本不发言，因为担心自己表现得不好，怕被别人瞧不起。慢慢地，S也越来越回避跟同事接触。

S的父母在江西老家，家里还有个哥哥。父亲是市公安局局长，能力非常出众，在当地颇有声望。在家庭教育中父亲强调教养，对两个孩子要求极高，非常苛刻，兄弟俩从小就被要求好好学习，很少跟其他孩子玩耍。中学之前，父亲总是会带着他们按照警校标准进行早晨训练，S从小就比较瘦弱，在体育方面总是被父亲嘲笑，说"像女孩子""没有男子气概""像根竹竿"。哥哥从广东某大学毕业后，父亲强行要求他回家，给他安排了合适的相亲对象，并在税务局工作。关于这一点，哥哥也很无奈，感觉现在的生活与自己理想的状态并不一样。S 不想重复哥哥一切被安排好的生活，一直坚持独自在外面打拼，导致跟父亲的关系非常紧张。S 的母亲非常和蔼，但很少有自己的主意，委曲求全，也很少有社会交往，非常害羞。

三、评估与诊断

S 的问题主要是对社交情境的过度焦虑及回避，在与同事交流、开会或演讲情境中会感到羞耻或尴尬害怕，并会产生一系列躯体反应，如心悸、出汗、呼吸困难、肌肉僵硬和脑子一片空白，从而不断回避类似让自己感到焦虑的情境，担心他人发现自己的焦虑迹象，评判自己表现不好。

S 的父亲从小对他非常严厉和苛刻，S 无论如何努力也总是达不到父亲设立的标准，所以很难建立起自信感。这使得 S 从小追求卓越和完美，不断地关注和评判自己的消极面，害怕他人评价自己，回避社交。S 学习优秀，通过努力学习获得认可，回避人际交往，沟通交流技能没有得到充分发展。参加工作以后，S 并不善于与同事合作完成任务，因为不能准确指示员工，采取自己返工加班的应对方式解决问题，从而导致自己工作量过载。随着职位不断晋升，软件技能要求降低，管理技能要求提高，S 需要当众作报告、演讲、协调团队任务，过分的躯体反应和心理紧张让 S 的能力得不到充分展现，长期处于一个人孤独的状态，负性情绪不断堆积，压力得不到缓解，对自己产生越来越多的消极信念。

S 的症状需要与惊恐障碍和场所恐惧症进行鉴别诊断。

与惊恐障碍的鉴别诊断：S 的躯体反应是由于害怕同事交流、开会或演讲情境中他人对自己的注意和评价，是社交情境或者自己的表现所激发的。而惊恐障碍的发作是突如其来的，并且个体持续地担忧或担心再次的惊恐发作或其结果，S 的焦虑症状并没有出现在非社交的场合中，故排除惊恐障碍的诊断。

与场所恐惧症的鉴别诊断：场所恐惧症患者是因为想到一旦出现惊恐样的症状或失去功能或窘迫的症状时害怕无法逃脱或得到帮助，身旁有人时他们会感到安心。而 S 回避的情境总是与社会交往及害怕被评价相关，在一个人的情况下会感到舒服，故排除场所恐惧症的诊断。

四、个案概念化及相应的治疗策略

1. 行为功能分析表

表 3.10　S 的行为功能分析表

诱发情境	自动思维	情绪／生理反应	回避／冲动行为	回避行为后情绪
员工完成的工作质量没有达到我的要求，需要返工	是不是我的要求太高了？我不能催他们，他们会生气埋怨我，我真的不适合做领导	担忧（80）无奈（70）自责（70）	加班，给员工返工改进	担忧（40）无奈（50）自责（60）
一个软件功能需要及时改变，需要马上召集各部门成员开会，调整任务	我对各部门的任务指示有可能不够明确清晰，员工们会埋怨我让他们瞎忙活	担忧（90）焦虑（80）头皮发紧（70）头疼（70）	过度准备开会提纲，反复在头脑里预演开会过程	担忧（60）焦虑（60）头皮发紧（60）头疼（50）
1 小时后要召开部门工作会议，今天有新加入团队的成员	这么多人，员工会看出我的紧张，我的大脑会一片空白，他们会嘲笑我	紧张（90）心悸（70）出汗（70）	马上通知助理把会议临时取消了	紧张（50）心悸（40）出汗（40）
在领导办公室，汇报这一个月工作进程和目标计划	我的声音这么小，听上去很不自信，表现这么紧张，领导肯定会觉得我能力不行，对我非常失望	紧张（90）自责（80）心跳快（70）喉咙哽咽感（80）	避免抬头，避免与领导眼神接触，快速念完汇报	紧张（60）自责（70）心跳快（50）喉咙哽咽感（40）
与其他部门经理及上级开会研讨新产品方案	我想问的问题是不是太低级而且没有建设性？说了肯定会闹笑话，其他部门经理还有上级也会嘲笑我的，他们会怀疑我的能力	不安（70）胆怯（80）心跳快（70）	研讨的时候，一声不吭	不安（50）心跳快（40）

2.核心信念及认知策略的发展过程

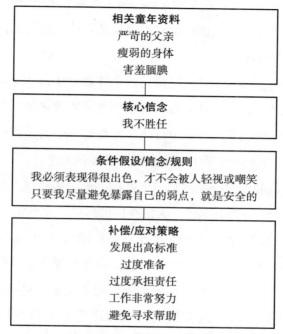

图 3.2　S 的核心信念与认知策略的发展过程示意图

3.社交焦虑的个案概念化模型

根据霍夫曼（Hofmann，2014）提出的社交焦虑概念化模型，对 S 的社交焦虑症状进行个案概念化分析（见图 3.3）。

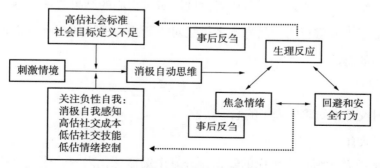

图 3.3　S 的社交焦虑的概念化模型图

刺激情境：S 的社交焦虑大多数出现于工作中的社交情境，如开会、汇报工作、跨部门沟通、工作相关的人际冲突（如向下属指出工作失误）。

认知因素：维持社交焦虑的认知因素包括对社交情境的认知偏差以及消极的自我认知两个方面。

对社交情境的认知偏差：社交焦虑的个体通常认为社交场合是一个危险情境。他们高估社会标准，认为必须表现完美才能被接纳，同时在设置具体的社交目标方面缺乏技能。S 对于自己在社交情境中的表现要求太高，同时又没有给自己设定具体要做到什么程度是可接受的水平。

消极的自我认知：过分关注自己不好的一面，担心他人的负面评价，并认为这些负性评价会导致持久的、无法挽回的后果（灾难化），进一步加强了来访者对负性评价的恐惧，维持了关于自我的消极认知。S 将注意力集中在自己不好的一面，如声音小、脸红、发抖、说不清楚等，同时夸大了事情的消极后果，认为大家都会看出自己的失态，同事会看不起自己，领导会对自己的能力感到失望，这些过度的消极认知增强了他对于社交情境的恐惧心理。

安全和回避行为：社交焦虑个体会依靠安全行为和回避策略来控制和减轻他们的焦虑反应，如回避社交、过度准备、服用某些药物等。首先，回避阻断了习惯化，即通过持续面对令人难受的刺激，反应强度会不断下降。其次，回避干扰了消退的过程，即持续不断地面对令人难受的刺激，同时不出现不好的结果。回避还会阻碍患者发展出对所担心的结果的掌控感或自我效能感。最后，回避行为会阻碍患者挑战对于所担心情境的现有信念并发展出更合理的信念。

4. 基于社交焦虑概念化模型的治疗策略

（1）心理教育

向来访者介绍社交焦虑的知识，分享个案概念化内容，建立治疗目标并增强动机，阐明对来访者的期待，等等。

（2）注意和情境修正

将注意聚焦在与任务相关的事情而不是与恐惧相关的事情，矫正对消极信号的过度关注。

（3）认知重构

修正对社交情境的认知偏差和消极的自我认知。

（4）暴露

在不使用任何回避策略的情况下，暴露于恐惧的社交情境中，将帮助来访者有机会体验自己的焦虑症状、重新评价自己的社交表现、练习目标设定和重新评价社会标准、检验关于灾难化结果的负性认知，以及最重要的，通过暴露增强对焦虑反应的接纳和适应，增强情绪的自我控制。

五、治疗过程

1.问题清单及治疗目标

S 当前面临的主要问题：在公司日常管理中，面对同事交流、开会或演讲的社交情境会过度焦虑紧张，影响自己的正常工作进度，过度负荷压力。

治疗目标：社交情境中能够克服紧张焦虑，能更自在流畅地表达，确立自信感。

2.治疗方案

第 1—3 次治疗：前三次治疗的主要目的是建立关系、收集信息、初步评估和设定基本目标。认知行为疗法的基本原则之一是"需要一个良好的治疗联盟"，在与 S 建立起融洽的氛围后，S 会在探索自己的想法和情绪时感觉到安全，更有可能开放自己，所以在前三次治疗中，咨询师尽力展现出建立治疗联盟必备的技术——共情同感、无条件积极关注、真诚一致、关心等，使S 能感受到安全、被支持、被尊重、被照顾、被看重、被赞许、被作为个体来接纳，以及被倾听。第一次会谈，咨询师主要收集了解了 S 现阶段的主要困扰和症状反应，同时评估了 S 当前社会功能损害情况。第二次和第三次治疗主要回顾了 S 的过去情况，了解了他的既往症状史和家庭史，帮助他把现时困扰和过去经历建立起一些联系，从而更好地理解自己的问题。在第三次治疗收尾阶段，咨询师帮 S 做了一个案例总结，给出了社交焦虑的诊断，制定了初步治疗方案，并布置了家庭作业——阅读咨询师准备的社交焦虑障碍资料。

第 4 次治疗：咨询师主要介绍社交焦虑的个案概念化模型，与 S 讨论自己的社交焦虑是如何发展而来的，让 S 更深入地了解自己所面临的困扰，强化他解决问题的信心。此次治疗咨询师还使用了"自动思维识别和评估表"技术，通过学习填写前三栏，让 S 理解情境、思维和情绪三者的互动关系，为接下来认知重构阶段做铺垫。最后要求 S 在下次治疗前完成五个练习。

第 5—7 次治疗：前两次继续前三栏的练习，帮助 S 准确区分出自己消极情绪及相关情境和自动化思维，不断梳理清自己的自动化思维。很多时候 S 回忆不起当时的想法，咨询师运用了"将情境视觉化"的技术，让 S 想象回到跟同事讨论工作的会议中，然后回答当时的想法。还运用了"角色扮演"的方式，让 S 当着咨询师的面汇报工作进度，从而诱发当时的想法。接下来两次，主要帮助他识别自己的认知偏差风格，并运用"苏格拉底式提问"找到替代性反应。

家庭作业是让 S 自己观察引起社交焦虑的情境，识别情境、自动思维、情绪、认知偏差，并形成替代性反应，填写思维改变记录表（见表 3.11）。

表 3.11　S 的思维改变记录表

情境	自动思维	情绪	认知偏差	替代性反应
跟市场部门的六个成员及三个产品经理开小组会议	1. 同事会发现我声音发颤，手在发抖，觉得我很傻。 2. 他们肯定觉得我紧张到思路都不清晰了，会笑话我。	尴尬 焦虑 羞耻	读心术	我遇到同事发言紧张，会觉得他很勇敢地在自我突破，而不是觉得他傻。
	1. 当着这么多人讲话，我的脑子一定会一片空白的。 2. 小组开会我肯定又会语无伦次。	担忧 挫败	算命术	如果我不总是消极预测结果，或许我能做好，更何况结果并没有那么可怕。

续表

情境	自动思维	情绪	认知偏差	替代性反应
临时取消本来自己要做报告的会议	1. 我真是个差劲的部门经理。 2. 我嘴真笨。	难过失望	贴标签	我并不差劲，因为我在解决工作问题上深受领导器重，我只是不善于发言。我只是非常紧张，单独跟人沟通还是很流畅的。
	1. 连话都说不流畅，还怎么管理大家！ 2. 他们演讲怎么都不怯场？他们都比我胜任这个职位。	自责抑郁	心理过滤	虽然在沟通上我有不足，但我的业务能力很强，不然我怎么会这么年轻就晋升到部门经理。
	1. 会还没开始，我就心跳成这样，真当着大家的面，我肯定说不出话来。	焦虑担心害怕	灾难化	如果我少一些担心，应该能把我要传达的信息传达出来。
某员工上交的任务报告没有达到我的预期	1. 做得这么差，是我布置任务的时候没有说清楚要求吗？ 2. 我如果叫他返工，他会不会很恼火，觉得我太苛刻？ 3. 我还是自己改吧。	自责担忧	个人化读心术	别的员工就能很好地完成报告，说明不全是我的责任，他自己也有责任。作为部门经理，我叫他修改报告，是我的工作职责，即使他生气，我也没有错。

第8—10次治疗：S反馈通过前几次在思维上的工作，自己的紧张情绪得到明显缓解，在生活和工作中会更理性地看待问题，自责和羞愧感也明显减少。咨询师觉得咨询联盟得到了进一步的巩固，决定帮助S进一步识别自己的中间信念和核心信念。在这个过程中，咨询师主要使用了"箭头向下技术"帮助S意识到自己的中间信念和核心信念。接下来，咨询师通过"苏格拉底式对话""认知连续体""使用他人作为参考点"等技术，帮助S矫正信念。

★应用"箭头向下技术"的对话过程示例（T为咨询师）

T：我能感受到你在小组会议的过程中非常苦恼，如果你表现得非常紧张，会怎么样呢？

S：大家就会笑话我。

T：那如果大家笑话你，对你意味着什么呢？

S：我很难接受这样的一个结果。

T：嗯嗯，所以你才会表现得非常焦虑。那关于这个结果，最糟糕的地方是什么？

S：同事就会看不起我。

T：那如果是有同事瞧不起你，又会怎样？

S：我不想被同事瞧不起。

T：当然，如果发生了这样的事儿你肯定不能接受。那同事瞧不起你这件事对你意味着什么呢？

S：意味着我比他们弱，不是一个合格的管理者。

T：那么如果你不是一个合格的管理者，又意味着什么？

S：意味着我很失败。

★应用"认知连续体来矫正信念"的对话过程示例

T：对你来说，如果你做不成一个合格的管理者，你就会觉得自己非常失败。那让我们来看看这个信念图像化会是怎样的一种情况。

（画一条数字线）

T：好，合格的管理者在哪儿呢？

S：大概右边90% ～ 100% 的地方。

T：好，那你觉得自己是个失败者，大概处于什么样的一个位置呢？

S：我感觉在0% 的地方。

初始成功图

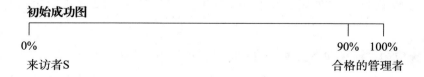

T：嗯嗯，那有没有其他人比你更应该属于0% 呢？

S：有两个组的主管任务一直有延误，领导在会议中曾多次点名批评过。

T：嗯嗯，我们把主管 1 和主管 2 放在 0%。但是我想知道是否还有谁比他们更差？

S：应该会有吧。

T：你听说过有些主管连公司任务都没按时完成吗？

S：听说过，上个月有个主管就因为没有及时完成组织目标，被调到其他岗位上去了。

T：好的，那么如果我们把主管 4 放在 0% 的这端，他是个真正的失败者，那我们把主管 1 和主管 2 放在哪里？把你放在哪里呢？

S：可能主管 1 和 2 在 30%，我在 50%。

T：那么，如果有个人在团队晋升中连当主管的机会都没有，你觉得这个人会在什么位置？

S：0%。

T：那对于那些能晋升主管的候选人，要放在什么位置上呢？

S：我觉得是 10%。

T：那你将自己和主管 1 和主管 2 放在什么位置上？

S：主管 1 和主管 2 大概在 50%，我猜我是在 75%。

修订后的成功图

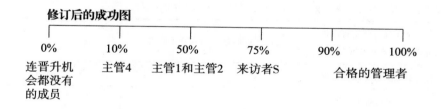

T：那你觉得称一个排名为 75% 的人为失败者，这样准确吗？

S：不是很准确。

T：你可以说的最坏的事情也就是自己有 75% 的成功机会。

S：是的。

T：好的，让我们回到你最初的想法，你有多相信如果你不是个合格的管理者，那你就是个失败者？

S：现在不是非常相信。大概20%。

T：嗯嗯，非常好。

第11—12次治疗：这两次咨询师主要重新评估S所面临的困扰，S自述通过整个认知重构的阶段，在情绪方面有了非常大的转变，睡眠基本恢复正常，对于人际关系也有了相对客观的看法，能自我调节。但在一些社交场合仍然会存在焦虑，S虽然在想法上不以为然，但还是控制不住地会心悸、颤抖、出汗、脸红。针对焦虑的问题，咨询师跟S解释了情绪回避策略，让S明白回避行为有助于维持其现有情绪的反应模式，虽然在某些情境中会有用，但这些策略就长期来看几乎不会有好的效果。S填写了"情绪回避策略清单"（见表3.12）和"情绪和情境回避等级表"（见表3.13）。根据S的情况，咨询师跟S讨论并制订了暴露训练计划，计划在后续的治疗中重点帮助S进一步降低生理方面的焦虑反应。

表3.12　S的情绪回避策略清单

细微的行为回避	认知回避	安全信号
紧张到呼吸困难时就深呼吸	关注自己的呼吸气息，分散注意力	
如果今天有需要发言汇报的场合就不喝咖啡提神	演讲的时候，当观众不存在	
跟同事交流避免眼神接触		
避免自我暴露（拖延）		
演讲稿过度准备		
发表演讲时抖腿		

表3.13 S的情绪和情境回避等级表

不回避	犹豫是否参加，但很少回避		有时回避		经常回避		总是回避	
0	1	2	3	4	5	6	7	8
没有痛苦	轻微的痛苦		明显的痛苦		强烈的痛苦		极度的痛苦	
	描述						回避	痛苦
1 最严重的	向领导汇报工作进展及计划						8	8
2	在跨部门会议中发言						8	7
3	召开本部门全体会议，调整工作计划						6	7
4	跟员工谈话，指出他工作中的不足						6	6
5	在几名陌生观众面前演讲						5	5
6	在治疗师面前演讲						5	4
7	和其他部门不熟悉的同事交流技术问题						3	4

第13次治疗：为准备后续的暴露治疗，本次治疗专门进行对不适的身体感觉进行识别和适应练习。

社交焦虑患者经常体验到强烈的躯体生理反应，包括心悸、呼吸困难、肌肉紧张、头疼等。情绪可以影响躯体感受，反过来，身体的感受也可以成为各种"征兆"，使人们的情绪比真实的情况更加紧张。因此，来访者需要学习觉察并忍受躯体感受，减少对躯体感受的厌恶、恐惧和逃避。

咨询师指导S使用症状诱发练习表进行练习，引发身体感觉。根据《症状诱发测验表》[*]上的练习清单指导S进行练习，评估他对这些练习的反应。每项练习之后，要求S评定自己体验到躯体感觉的强烈程度，和症状有关的痛苦程度，以及这些症状和真实情况下产生的感觉的相似程度。选择至少中等痛苦程度的练习，引发的症状和真实情况下情绪反应时的躯体感受尽可能

---

[*] 此表的具体内容见《情绪障碍跨诊断治疗的统一方案——自助手册》第172页。

相似。根据评估结果，S 选择了过速呼吸和原地跑步这两个练习，作为家庭作业。

第 14—19 次治疗：根据 S 填过的"情绪和情境回避等级表"，咨询师和 S 讨论选择"在治疗师面前演讲"这个情境作为首次暴露，持续至少 15 分钟并全程录像。讨论完方案，咨询师让 S 关注自己及自己焦虑的症状，同时给焦虑评分（0—8），然后完成"情绪暴露练习记录表"的任务前部分。接着让 S 站在面向治疗椅 3 米的距离，针对自己整个治疗过程的变化和感想做一个 15 分钟的演讲。演讲结束后，咨询师让 S 完成表格剩下的部分。在演讲过程中，S 出现了抖腿、眼神不关注咨询师的情绪回避策略，在填完表格后，咨询师和 S 一起观看录像，讨论 S 记录表上的内容，帮助 S 从观察者的角度看自己，纠正扭曲的自我感知。后面几次的暴露主要引入了五名志愿者观众，进一步唤醒 S 的焦虑水平，暴露结束后完成记录表。最后安排场外暴露练习。在此过程中，咨询师需要强调暴露的目标不是立即阻断情绪反应，而是让 S 放弃安全行为充分地体验焦虑情绪，减少回避，最终能接纳原先恐惧的情绪体验，同时矫正暴露中出现的思维偏差。每一次暴露结束，都会给来访者安排咨询外的暴露作业，也都需要完成记录表（见表 3.14 和表 3.15）。

表3.14 S的情绪暴露练习记录表1（会谈内暴露）

暴露任务：<u>在治疗师和五名志愿者面前演讲自己整个治疗过程的变化和感想，至少持续15分钟。</u>

在任务前：

预期焦虑（0—8）：<u>　　　　　5　　　　　</u>

你在任务前注意到的思维、感受和行为：

想法：<u>演讲的时候肯定会满脸涨得通红，脑子也会一片空白，不知道要说什么</u>

感受：<u>心跳加速，呼吸急促</u>

行为：<u>深呼吸</u>

重新评估关于任务的自动思维：

<u>任务还没开始，我就有了一个非常不好的预测，如果我不把注意力全放在担心上面，或许我会表</u>
<u>现得很好，更何况结果并没有什么好怕的。</u>

完成任务后：

在任务进行的过程中你注意到的思维、感受和行为：

想法：<u>刚刚脑子一片空白，不知道说什么，大家是不是觉得我站在上面很傻。</u>

感受：<u>脸红，出汗</u>

行为：<u>抖腿，眼睛注意上方</u>

你进行练习的时间：<u>　　　　15分钟　　　　</u>

在任务中感受到最大的焦虑程度（0—8）：<u>　　　　7　　　　</u>

在任务结束时你的焦虑程度（0—8）：<u>　　　3　　　</u>

有没有对情绪的回避（分心、安全信号等）？

<u>注视大家的时候心跳得特别厉害，就往上面看，把注意力放在自己讲的内容上，当观众都不存在。</u>
<u>脑子一片空白的时候，就在台上抖腿。</u>

你从本次暴露任务中学到了什么？你担心的结果发生了吗？如果发生了，你能不能处理它们呢？

<u>脑子一片空白的时候，我非常担心害怕，焦虑程度不断升高，甚至想马上回到自己的座位上，但</u>
<u>停顿几秒钟后，我能想到要说的内容。观众们看见我那么紧张，也没有嘲笑我。跟咨询师眼神接</u>
<u>触的时候，也非常紧张，但慢慢可以注视得更久。</u>

表 3.15　S 的情绪暴露练习记录表 2（现实暴露）

暴露任务：在跨部门会议中发言，表达出自己的不同观点。
_____

在任务前：
预期焦虑（0—8）：　　　　　　7
你在任务前注意到的思维、感受和行为：
想法：交流讨论的时候，我担心别人嘲笑我，觉得我的观点太低级
感受：担忧，紧张
行为：脚发抖

重新评估关于任务的自动思维：
我也时常会觉得有些同事的观点比较低级，但到目前为止我并记不清楚是谁了，这件事情在每个
人心里并没那么重要。
完成任务后：
在任务进行的过程中你注意到的思维、感受和行为：
想法：大家会不会觉得我的观点非常可笑
感受：失望，无奈
行为：说话声音颤抖

你进行练习的时间：　　　　　8 分钟

在任务中感受到最大的焦虑程度（0—8）：　　　　　　8

在任务结束时你的焦虑程度（0—8）：　　4

有没有对情绪的回避（分心、安全信号等）？
无
_____

你从本次暴露任务中学到了什么？你担心的结果发生了吗？如果发生了，你能不能处理它们呢？
或许有些同事会觉得可笑，可是这并不代表我很差。很多时候我也会觉得有的同事的观点很可笑，
但很快就过去了。小组讨论，真正关键的是大家互相交换观点，最终讨论出一个方案来。

第 20—21 次治疗：S 的进步非常明显，不再感到抑郁，对工作的焦虑也明显降低。在咨询师的指导下，S 不断地在日常生活中进行暴露练习。虽然仍有害怕紧张的时候，但 S 也都能非常接纳自己的表现。S 在社交方面继续

取得进步。在最后一次咨询中，咨询师了解到 S 在事业上取得了不小的成就，也开展了属于自己的恋情。在分享了 S 的喜悦之余，咨询师帮助 S 回顾了有效的技术，并告诉 S 如果将来有需要时，可以再联系咨询，随后结束了整个治疗。

案例分析与评价：社交焦虑的个案概念化与暴露技术

这是一个典型的社交焦虑案例，S 对于工作相关的特定社交情境产生强烈的焦虑和回避。社交焦虑的个案概念化模型很好地揭示了社交焦虑的形成和维持机制，包括注意偏差、认知因素、回避和安全行为这三个关键的方面，并以概念化模型来指导治疗的方案制定及针对性技术。

整个治疗过程按如下步骤顺序进行：导入与建立关系，个案概念化形成，认知矫正，暴露，总结与结束。其中，最重要的治疗性工作就是暴露。

暴露技术是焦虑相关障碍治疗方案中最重要的治疗成分。暴露技术的应用在社交焦虑的治疗中是不可缺少的，其原因很多。

第一，暴露引发了高水平的焦虑（情绪感受和躯体反应），为来访者提供了学习应对焦虑的机会。

第二，暴露让来访者有机会重新评估歪曲的社会标准，认识到社交情境是十分灵活的、有弹性的，而不是他主观设想的那么严苛、刻板和高标准。暴露还帮助来访者学习如何设定某一具体社交情境中的行为目标，以降低期望的模糊性，使过程变得可控。

第三，暴露让来访者有机会矫正负性的自我评价，客观评估自己的社交表现和社交技能，鼓励自我接纳和自我肯定。

第四，现实暴露提供了不良认知（歪曲信念和灾难化后果）接受现实检验的理想机会，以阻断回避和安全行为。

在实施暴露的过程中，正确的技术操作是非常关键的因素。本案例示范了暴露治疗的一些基本技术，包括暴露前的准备工作（填写"情绪回避策略清单"和"情绪和情境回避等级表",制订暴露训练计划)、内感性暴露(觉察并忍受躯体感觉)、会谈内暴露和现实暴露。无论何种形式的暴露,避免使用安全和回避行为是一致不变的要求,只有这样,暴露才能打破焦虑反应的恶性循环。

本案例不足之处在于,没有探索来访者在工作场所以外的情境中是否也存在焦虑和回避症状。此外,在暴露的后期,治疗结束的准备工作显得仓促,总结讨论和预防复发的工作做得不够细致。

思考与练习

1. 相当一部分社交焦虑患者本身并不缺乏社交技能,你如何看待这个现象?

2. 如何利用来访者在暴露练习中的体验,来对社交焦虑的高估社会标准进行认知矫正?尝试进行对话练习。

案例 9　强迫检查的优秀生

一、初次访谈印象

L，男，16 岁，高一学生，个子一米七左右，偏瘦，戴一副黑框眼镜，皮肤白净，五官清秀，说话声音响亮，语速稍快，表达清楚，理解能力强。由家长预约前来咨询。第一次是家长陪同来咨询的，后面都是自己一个人来，直至结束。

二、案例信息

1. 来访者目前感到困扰的问题

L 在学习时会突然对学习内容产生怀疑，为了确保自己不出错，L 会在头脑中反复进行思考，或者向老师、同学、家长求证。但反复确认并没有减少 L 的疑虑，而是需要更多的确认来让自己安心，甚至越确认越糊涂，题目根本无法做下去了。这种状况使 L 需要花费大量的时间和精力完成学习任务，L 感到很痛苦。L 也非常担心这种怀疑、想去确认的状态会一直持续而影响成绩，害怕老师和同学会因为他的成绩不好改变对他的看法和态度。

L 希望通过心理咨询来帮助自己在学习时能有轻松、自然的状态；不要总是怀疑自己，能按时完成学习任务。

2. 症状或问题发生发展的过程

一直以来 L 的学习成绩都很优异，他目前就读的高中是全市最好的中学。

刚进入高中时，L 认为班里同学应该都是学习高手，一开始只是期待自己的成绩不是班级倒数就可以了，心理状态相对轻松。

高一第一学期期中考试，L 的成绩排在全年级第六名。L 知道成绩后又惊又喜，甚至不相信自己考出这么好的成绩，他开始有想要保持好成绩的压力。期末考试，L 的成绩排在全年级第四名，L 开始害怕自己以后会考不好，更担心老师和同学会因为他的成绩变差而改变对他的看法和态度。L 在学习过程中开始有怀疑，认为如果自己不能确定是正确的，考试的时候就可能会做错题而影响成绩。尤其临近考试的时候，这种紧张和怀疑的状态会变得更加严重。

对于比较抽象、复杂的题目，一旦做完之后 L 就不敢再看这些题目，因为害怕再看的时候，又会有怀疑的念头闯入，而自己又要不停地确认。

对于自己这种怀疑、不确认的状态，L 感到非常焦虑和痛苦。

3. 问题的应对策略及效果；是否用药，以及相关的事宜

学习过程中感到怀疑、不能确定的时候，L 会在头脑中进行反复思考，或者跟老师、同学、父母求证。有时为了避免再有怀疑的念头出现，而不敢再去看一些学习内容。在没有考好的时候，会想要回避见老师、避免问老师问题。

求证、确认和回避行为的使用暂时帮助 L 缓解了一点焦虑情绪，但是这些行为却消耗了 L 大量的时间，使其无法顺畅、愉快地学习，从长远来看，这是非常无益的。

来访者没有去精神科就诊，也没有用药。

4. 与上述症状或问题相关的成长经历

L 回忆最早开始有类似问题的时候大概是小学五、六年级，那时他常担心由于自己没有认真听课会把老师布置的部分作业漏掉，为此反复询问同学。当时这种情况并不严重，也没对学习造成什么影响。

初中时，如果作业量少，L 会在作业做完后再做一遍验证一下。当时时间充足，没造成太大影响。L 认为初中的时候，考得比别人好是在预料之中的，因为比自己成绩差的人比较多，觉得考好还是比较有可能的。进入高中后，L 感觉没有像初中那样有充足的时间复习，不懂的题目也比初中多很多，认为身边的同学学习都很厉害，不确定自己是否能保持好成绩。

小学、初中时 L 的学习成绩一直名列前茅，同学称他为"学霸"，老师对

他的期望也很高，如果 L 哪次没有考好，老师就会认为 L 不应该考这么差。初中时，L 有一次数学考得很差，语文课上课文默写也表现欠佳，就被老师叫到办公室谈话。初中时，老师会根据学生的考试成绩排出名次，L 会担心如果自己的名次退步了，老师、同学会对他失望。

一进入高中，老师就让 L 做班长，L 认为老师是因为他的成绩好才让他做班长的，希望他能对全班同学起到一个好的榜样作用。

L 非常喜欢动漫作品中的英雄人物，希望也能拥有他们那样的"超能力"。当没有考出自己满意的成绩时，他觉得没有面子，感觉自己"变矮"了，觉得走在路上都抬不起头来，也不敢去问老师问题，害怕老师认为他学习不认真，对待他的态度有变化。

5. 个人特点：认知 – 情绪 – 行为特点，性格特点，对 CBT 的适应性

L 学习认真、刻苦，思维敏捷，领悟能力强。情感细腻、敏感，情绪比较容易波动，总是容易想到事情的消极后果。行动力强，愿意尝试改变。爱思考，有英雄主义情结，对自己有较高的要求。

来访者有内省力和现实检验能力，咨询动机较强，合作性好，适应 CBT 疗法。

6. 人际关系：同学关系、家庭关系、亲密关系等

L 初中时有一个好朋友，非常能谈得来。到了高中，L 跟班里同学能保持友好的关系，同学在学习中遇到不明白的问题来问他，L 都会尽力帮助同学解答。由于 L 的成绩好，不少同学会主动过来跟他说话，这也引起了 L 担心自己以后考不好同学会对他失望。

7. 家庭状况：父母（或重要他人）的性格特点，与父母的互动方式，家庭经济等

L 是家中的独生子，爷爷、奶奶、爸爸、妈妈都对其特别疼爱。爷爷是

军队离休干部，曾担任领导职务，奶奶是部队医院的护士。父亲是工程技术人员，母亲是会计。L 和父母相处融洽。L 因为学习焦虑而痛苦的时候，父母会开导他，告诉他要放松。父亲曾建议 L 可以休学休息，L 不同意。母亲希望 L 能考上重点大学。

三、评估诊断

L 的症状表现特点及严重程度，符合强迫症的诊断。

诊断依据：DSM–5 诊断标准——强迫症。

A. 具有强迫思维、强迫行为，或两者皆有。

B. 强迫思维或强迫行为是耗时的（例如，每天消耗 1 小时以上）或这些症状引起具有临床意义的痛苦，或导致社交、职业或其他功能方面的损害。

C. 此强迫症状不能归因于某种物质（例如，滥用的毒品、药物）的生理效应或其他躯体疾病。

D. 该障碍不能用其他精神障碍的症状来更好地解释。

L 在完成一项学习任务时突然会产生怀疑，这种不确定感会引起 L 强烈的焦虑，为了避免出错，L 会反复思考、求证，导致学习不能顺畅地进行下去，这种状况引起来访者强烈的主观痛苦，符合强迫症的诊断标准。

四、治疗动机和目标具体化

1. 治疗的动机与阻碍因素

L 寻求帮助的主要动机是减轻紧张、焦虑的情绪，在学习时不要总是怀疑自己，能轻松、自然地学习，按时完成学习任务。

阻碍因素是 L 的自我独立性不足，习惯于从权威或亲密关系中寻求认可以获得自我确定感，不敢独自面对失败的风险。

2. 治疗的具体目标

治疗的具体目标是（可评估的具体行为或状态）：

①缓解焦虑紧张的情绪；

②提高对"不确定性"的忍受度，消除反复检查、确认的强迫行为，把时间用在学习和其他任务上；

③发展自我的独立性，客观认识自我，敢于面对失败和挫折。

五、个案概念化及相应的干预方案

1. CBT 个案概念化

（1）用认知三角展示想法、感受和行为的相互联系

情境：做物理作业的时候，计算有关电学的题目

A. 想法可能会闯入 L 的脑海中：

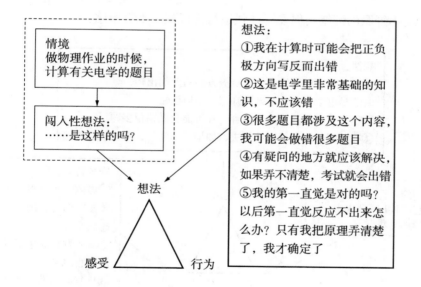

B. 想法引起不舒服的情绪：

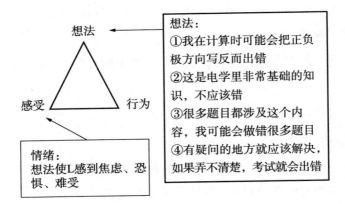

C. 不舒服的情绪会促发一些强迫行为以减少不舒服感：

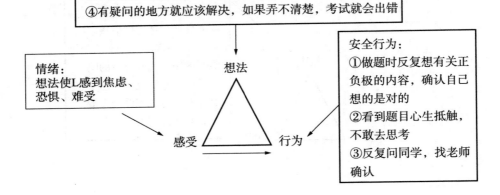

D. 安全行为暂时缓解了焦虑情绪、降低了不适感：

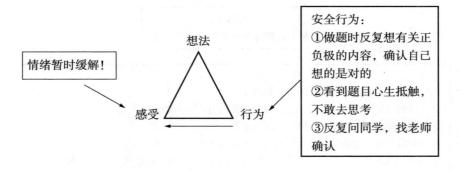

E. 情绪的暂时缓解引发了合理化 / 正当化：

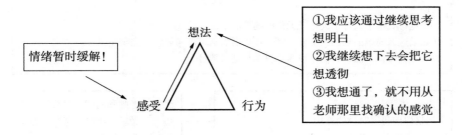

F. 缓解 + 合理化 = 未来更多的安全行为：

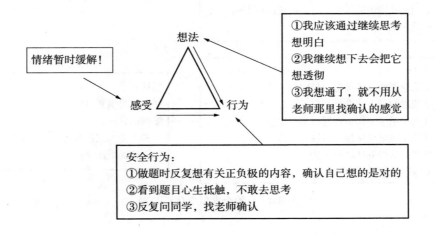

（2）来访者 L 的个案概念化汇总

诱发线索：
学习过程中遇到某些公式和概念

想法：
①怀疑：……是这样的吗？（自动思维）
②考试的时候我也会纠结，正常的思维就会被打乱（自动思维）
③如果不能确定，考试就会出错（高估威胁）
④如果考不好，老师会认为我不认真，不想看到我（读心术）
⑤如果我成绩不好，同学可能就不那么愿意来问我问题，我在同学中就没有存在感了（灾难化）
⑥如果考不好，老师和同学就会不喜欢我了，在我遇到困难的时候没有人愿意来帮助我（读心术，算命）
⑦如果不确认，心里难受，不想继续往下做题，总觉得像是压着什么不会好了（需要确认）
⑧我觉得我整个人都很失败（无价值的核心信念）
⑨如果这么简单的东西我都弄不懂，我以后怎么可能考好？（完美主义）
⑩基础知识不懂，会做错很多题目（高估可能性）

恐惧：老师和同学会对我失望
焦虑：做题会出错，考试失败
愧疚：我不够努力

行为：
①回忆以前想通时候的算法
②在家里向父母确认
③在学校跟同学讨论，向老师确认
④考不好的时候，回避见老师，不敢问老师问题，认为老师不想见他
⑤用在头脑中确认的方式，避免以后不确定感觉的再次出现

想法：
①我应该通过继续思考想明白
②我继续想下去会把它想透彻
③我想通了，以后做题就不会出错了
④我可以继续保持学习好的状态
⑤我无法控制怀疑的想法
⑥我很无能

情绪：
①焦虑恐惧暂时缓解
②愧疚感减弱
③关于失去控制和无能的想法引起的感受更加强烈

图 3.4 L 的个案概念化汇总图

2. 来访者的强迫信念主题

①灾难化；②高估威胁；③需要确认；④完美主义。

3. 干预方案

（1）干预策略及治疗计划

根据对来访者 L 的评估和他的症状特点，采用认知治疗和行为暴露治疗。以激发来访者强迫症状的刺激情境为切入点，引出来访者的自动思维，分析导致适应不良的自动思维背后的认知偏差，进行认知矫正的治疗工作。在认知矫正的基础上进行暴露治疗，减轻强迫想法所引发的焦虑和痛苦，并最终消除强迫行为，恢复正常的社会功能。

（2）匹配相应技术

针对不同类型认知偏差的认知技术：去灾难化、可能性估计与行为实验，等等。

行为技术：正念、暴露与反应阻止练习。

六、治疗过程

1. 第一阶段：建立工作联盟、CBT 导入及收集信息

良好的工作联盟是 CBT 治疗的基础。咨询中需要来访者主动与咨询师合作来发现自己的思维和行为特点，尤其是暴露练习会引发来访者的焦虑和痛苦，积极的治疗关系可以帮助来访者敢于承受焦虑和坚持反复的暴露练习。因此，咨询师通过关心、支持、合理的共情等方式让来访者感受到被尊重、理解与信任，在良好咨询关系的基础上鼓励来访者主动合作和积极参与治疗。结合来访者自身强迫症状的例子介绍 CBT 原理，使来访者理解认知－情绪－行为三者是如何相互影响的。

CBT 治疗是一种结构化的疗法。在治疗过程中，要向来访者明确每次咨询的会谈结构和基本内容。这个结构包括初始部分（心境检查、简要回顾上

周、共同设定会谈议程）、中间部分（复习家庭作业、讨论议程上的问题、布置新的家庭作业、总结）和结束部分（引出反馈）。遵循这一模式可以使来访者更好地理解治疗过程，也增加了他们在治疗结束后进行自助治疗的可能性。

L 的自我发展水平相对较好，也有很强的治疗动机和合作意愿，在治疗中表现出很好的依从性，能有效地完成每周的家庭作业。

最初布置的家庭作业是自我监测行为并记录自己的情绪反应。咨询师指导 L 使用《总体焦虑水平及干扰程度量表》对自己每周的情绪体验进行评估并记录下来，以客观、量化评估治疗进展（见图 3.5）

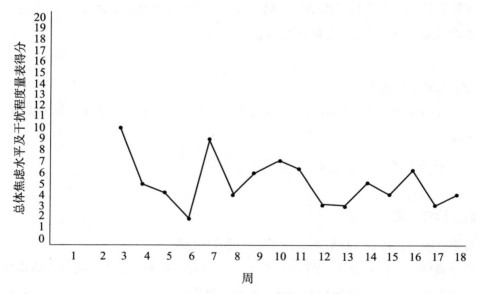

图 3.5　L 在第 3—18 周的进展记录图

2. 第二阶段：个案概念化、认知矫正及正念等辅助技术的学习

根据收集到的来访者信息形成初步的个案概念化。咨询师用来访者能理解的语言向其解释个案概念化，并引导来访者对个案概念化做出反馈，以确保来访者能够理解自己的症状。

针对强迫症患者，运用《思维改变记录表》对强迫症想法进行认知矫正工作，具体步骤如下：① 选择一个"引发闯入性想法和不愉快情绪"的刺激情境；② 描述闯入的想法、意象或冲动；③ 写下有了闯入性想法之后的自动思维，评估对自动思维的相信程度；④ 命名情绪并评估情绪强度；⑤ 写出采用的仪式化行为或回避行为，评估想抵消或回避的冲动程度；⑥ 辨识认知偏差，找出自动思维的替代想法，评估对替代想法的相信程度；⑦ 检查情绪和行为的改变。根据自动思维背后隐含的认知偏差的不同类型，选择相应的认知矫正技术。

★应用认知技术对来访者强迫信念主题中的"高估威胁"（学习过程中，对某个公式突然产生了怀疑，认为应该把这个公式的原理弄清楚，如果不能确定，考试时就会做错很多题）进行认知矫正的过程示例（对话中 T 为咨询师）

……

T：当你对某个公式突然产生了怀疑的时候，你就开始焦虑，你担心会有什么样的后果？

L：我想到在考试的时候我也会怀疑，我会因为怀疑、不确定而做错很多题，我的成绩会变差。想到这些，我就非常紧张，很想去掉我的怀疑，如果不去确认，我就会特别难受。

T：你对"如果不把某个公式的原理弄清楚，考试时就会做错很多题目"的相信程度有多大？

L：有 90% 的相信程度。

T：可以看出你的相信程度还是很高的，所以你会焦虑。你最担心在哪次考试时出错？

L：嗯……（思考了 1 分钟）我并没有想过这个问题，我好像就是相信自己在考试时会做错。

T：你只是相信了你的担忧，但似乎并没有什么依据。现在请你试着想想，你最担心在哪次考试时出错？

L：（思考了 2 分钟）我最担心在学期期末考试的时候出错。

T：好，接下来请你来做三个估计。第一个，在整个学期中学了那么多知识点，你认为学期期末考试时，用到这个公式的题目出现的可能性有多大？

L：我也不知道老师会不会出有关这个公式的题目，那就算 50% 的可能性吧。

T：第二个，如果真的有这类题目，你产生怀疑的可能性有多大？

L：这个我更不确定，因为怀疑的念头是突然出现的，我也不知道它什么时候出来，那也是 50% 吧。

T：第三个，如果真的考到了跟这个公式有关的知识点，你做错的可能性有多大？

L：这个我觉得有 80% 的可能性吧。

T：那我们可以看到，就算所有条件都符合了，考试出错的可能性也就是 20%（50%×50%×80%）。也就是说，有可能会出错，只是出错的可能性被你过高估计了。

L：是的，如果冷静下来思考一下，好像出错的可能性没有我担心的那么大。

T：是的，上次咨询时我们也讨论到，上周单元考的前一天晚上，你觉得你什么都不会，而且你相信考试时题目你都做不出来，晚上焦虑得必须要不停地翻书看。结果考试成绩公布，你考得还不错，你担心的可怕结果并没有发生。我们可以看到，这就是你的思维表现出来的一个特点，会倾向于高估危险发生的可能性。

L：嗯。

T：当你发现，其实出错的可能性没有你之前认为的那么高时，你的情绪感受有什么变化吗？

L：感觉就没有那么焦虑和紧张了。

……

★应用认知技术对来访者强迫信念主题中的"灾难化"（化学成绩考不到班级里前五名是很可怕的）进行认知矫正的过程示例

T：你提到，考试名次退步是你特别害怕的事情。如果你的成绩变差，你最害怕发生的事情是什么？

L：如果我的成绩变差，我害怕老师会对我失望，他们会觉得我没有以前那么好，当我去问题目的时候，他们给我解答时会不耐烦。

T：那你们班上有成绩差的同学去问老师题目吗？

L：有的。

T：那老师给他们解答题目时是什么样子？有没有表现出你说的不耐烦？

L：嗯……是这样的，我的意思是当我成绩考好的时候，我是以一种讨论的姿态去老师那里问问题的。当成绩不好的时候，我去问老师有难度的问题，老师可能会觉得我都考这样了，应该重点掌握基础知识，没必要去考虑那么难的题目，所以会对于跟学生讨论不耐烦。

T：如果你没有考好，老师不愿意跟你讨论有难度的问题，这对你来说意味着什么？

L：老师可能就会认为我其实没有那么好，在她心里就不是"尖子"了。

T：如果你在老师心里不是"尖子"了，会怎么样？

L：我就会觉得自己很失败。

T：你的意思是说，你某次考试没考好，就不是老师心里的"尖子"了，就是失败的。那如果下次你考好了，你就会又成为老师心里的"尖子"，就不是失败的了，是这样吗？

L：好像是的。

T：如果是这样，我们是不是可以说，成败是可以变化的，你一时可能是"尖子"，一时可能不是"尖子"，那么是不是其实暂时不是"尖子"的时候也没有你想的那么可怕？

L：嗯，好像通过讨论后，感觉其实考差了也没有那么可怕，正是考差了才知道哪里没有学好，才能有改正的机会。

······

为了减轻来访者的焦虑情绪，在对来访者进行认知矫正的同时，教给来访者正念技术，帮助来访者学会观察自己当下的情绪体验，练习做自己的体验或反应的观察者。

正念指的是有觉察地、非评判地关注当下的事情本身。正念练习的基本前提是，毫无评判地、开放地体验当下有助于有效应对压力。在正念练习时，通常要求人们关注当下在自己内部及周围环境中发生的事情，接纳自己的想法和感受，放弃批判性评价，放弃改变的需求，接受自己的内在体验。当我们这样去关注事情时，我们就完全立足于当下的现实以及我们现在可有的选择上了。这样，我们才能使与不良情绪有关的新的学习结果和新的反应出现。

学习怎样观察自己的体验，怎样锚定当下，也为后期治疗做准备。

3. 第三阶段：暴露治疗的准备、实施与反复练习

（1）准备暴露：动机访谈、心理教育、解释暴露的功能和代价

向来访者介绍暴露与反应阻止法（exposure-response prevention，ERP）的治疗原理是非常重要的。因为治疗的目的是要让来访者放弃惯用的安全行为，这肯定会引起来访者暂时的不适。让来访者理解 ERP 治疗的原理，明白进行暴露治疗要先忍受暂时的相当高水平的焦虑，随着治疗的进行焦虑和痛苦会逐步下降消退，从而逐渐提高对焦虑反应的忍耐程度，消除对强迫行为的负强化，带来长期的获益。

（2）建立暴露情境等级表

暴露的第一步是创建一个暴露情境等级表。根据引起来访者焦虑的程度

从 0 分（无焦虑）到 100 分（曾体验过的最严重的焦虑），把来访者恐惧的情境列成清单，并按焦虑程度值从强到弱排序（见表 3.16）。

表 3.16　咨询师和来访者 L 共同创建的暴露情境等级表

	描述	主观不适感（SUDS）（0-100）
1 最严重的	想象"考试成绩退步 10 多个名次，上数学课"	100
2	考试前一周做作业时出现怀疑的念头	90
3	课下跟同学讨论问题，发现自己没有听懂的题目，平时没有自己成绩好的同学都听懂了，而且他们对自己的想法非常确定	80
4	复习复杂、抽象的题目	70
5	学习时遇到曾经做错的题目	60
6	平时做作业出现怀疑的念头	50
7	同学来请教问题后，看到同学的思考错误，担心自己也会做错	40
8	……	……

（3）根据疾病类型和症状特点确定暴露的类型

对于强迫障碍来说，焦虑刺激可以是来访者的想法或心理意象，和 / 或能触发强迫症状的情境。结合 L 的症状特点，选择现实暴露和想象暴露。

（4）暴露与反应阻止法（ERP）的实施与反复练习

暴露疗法一般遵循先易后难、循序渐进的原则，选择能诱发中等强度焦虑情绪的情境作为暴露练习的开始。

会谈内暴露

想象暴露需要事先准备脚本。从暴露情境等级表中选择一个情境，写出具体而详细的文字脚本（略）。实施想象暴露时，让来访者以舒服的姿势坐着，治疗师有指导性地引导来访者进行暴露练习。

★想象暴露的实施过程示例

……

T：今天我们要进行想象暴露。为了避免干扰，在我们开始暴露的时候，请你闭上眼睛，尽可能地让自己进入我们的脚本描述的场景中。在这个场景中，不要回避，尽情地去感觉、去体验你的情绪感受。每隔 5 分钟，我会让你按 0—100 分来评定你的感受，请你尽快地回答我并且不要离开那个情境。

L：我很害怕想这些场景。

T：是的，我知道，想这些内容会让你感到不舒服。但是请你记住，焦虑和痛苦的感受最终会减少的。我相信你可以完成的。随着暴露的进行，你会慢慢发现，面对你最害怕的事情会变得越来越容易。

L：好的。

T：那我们现在开始，请你闭上眼睛，想象（脚本描述的情境）……你现在的焦虑水平是多少？

L：有 80 分左右。我觉得现在好紧张，心跳很快，呼吸有点不顺畅，感觉有什么压着。

（5 分钟后）

T：……你现在的焦虑水平是多少？

L：现在还是很难受，80 分。

（10 分钟后）

T：你现在的焦虑水平是多少？

L：我感觉比刚才好一些了，现在有 70 分吧。

T：很好，我们继续。

……

之后每隔 5 分钟询问一次来访者的焦虑水平，这个过程一共持续大约 30 分钟，一直到来访者的焦虑有实质性的下降。来访者需要填写暴露练习记录表（表3.17）。暴露结束后，把阅读暴露脚本作为来访者的家庭作业。

表 3.17 L 的暴露练习记录表（想象暴露）

暴露练习记录表 记录时间：××××年××月××日，第××次咨询
1. 描述具体的暴露练习
想象"考试成绩退步 10 多个名次，上数学课"（脚本略）
2. 暴露练习中可能发生的可怕结果
（1）上课时，老师提问之前成绩不如我的同学，还表扬他成绩进步了。 （2）下课后老师没有找我去帮她整理学习资料，而是找了其他成绩好的同学。 （3）我有事去找老师请假，老师不情愿地准许我，说："成绩都考不好，还要请假去做跟学习无关的事情？"
3. 要避免的安全行为
克制自己不去面对害怕的情境
4. 暴露中，每 5 分钟评定一次 SUDS 分数（0–100）
5. 刚开始暴露时，你的 SUDS 分数（0–100）： 80

SUDS（0–100）	SUDS（0–100）	SUDS（0–100）	SUDS（0–100）	SUDS（0–100）	SUDS（0–100）
5 分钟：80	10 分钟：70	15 分钟：60	20 分钟：55	25 分钟：50	30 分钟：40

6. 暴露行为的结果如何？你学到了什么？
（1）通过暴露练习发现焦虑的情绪不会一直都很强烈，而是会下降的。 （2）也许真的面对我最害怕的情境时，可能也没有我想象的那么可怕。 （3）没必要为还没有发生的事情而焦虑。

暴露治疗中的家庭作业与反复练习

在两次治疗之间，给来访者布置暴露练习的家庭作业，让来访者自行完成每天的重复暴露，并要求来访者阻止仪式化行为。在实施 ERP 中，对来访者反复进行心理教育，使其明白 ERP 可以带来改变，但是必须足够长时间忍受不舒服的状态，而且需要反复练习效果才能巩固。

在家庭作业的暴露练习中也需要每次填写暴露练习记录表（见表3.18）。

表3.18　L的家庭作业记录表示例

暴露练习记录表 记录时间：××××年××月××日，第××次咨询
1.描述具体的暴露练习
化学课单元小结考试的前一天晚上，作答此学习单元中曾引发强迫症状的5道题目，不准做安全行为
2.暴露练习中可能发生的可怕结果
（1）怀疑的念头又冒出来，自己无法控制，又进入强烈的想要去确认的状态。 （2）如果不想通，就会漏掉知识点，会做错题。
3.要避免的安全行为
（1）反复回忆以前的思考过程 （2）去跟父母确认
4.暴露中，每 5 分钟评定一次SUDS分数（0–100）
5.刚开始暴露时，你的SUDS分数（0–100）：70

SUDS（0–100）	SUDS（0–100）	SUDS（0–100）	SUDS（0–100）	SUDS（0–100）	SUDS（0–100）
5分钟: 60	10分钟: 60	15分钟: 50	20分钟: 50	25分钟: 40	30分钟: 30

6.暴露行为的结果如何？你学到了什么？
（1）想不通的时候不去确认直接往下做题，好像怀疑的感觉顿时减缓了。 （2）一道题目不清楚，好像也不一定会处处错。 （3）虽然想不通原理，不过我好像还是可以做对的。

七、治疗结束

1.拉长治疗间隔，适应结束

　　经过不断重复的暴露，来访者每次暴露练习中的SUDS最高峰值分数将会逐渐下降，直到暴露刺激激发的焦虑程度降到最低。一旦该等级暴露刺激情境不再能引发来访者显著的焦虑，就进入暴露情境等级表中的下一个等级情境进行暴露。在第18次咨询时，来访者的安全行为已经降到了很低的程度，并且他的强迫思维给他造成的困扰较之前也更少。治疗师和来访者讨论了结束治疗的可能性，来访者同意可以准备结束治疗。之后进行 4 次会谈，通过和来访者商讨把会谈间隔设置为每 2 周一次，会谈的主要内容是减少复发。

2. 回顾治疗过程，总结和强化学习收获

咨询师和来访者共同回顾整个治疗过程，请来访者思考自己从开始治疗到现在有何改变，评估自己的咨询目标达到的情况，总结自己在治疗中学到的认知技术、正念技术、暴露和反应阻止法的原理和实施要点，以及获得的新的认知和行为方式。通过回顾，帮助来访者看到通过治疗中的学习，自己已经拥有了应对强迫症状的多种技能，有了这些技能，自己可以成为自己的治疗师来应对日常生活中不可避免的症状反复。

3. 预防症状反复与复发

在治疗结束前，咨询师帮助来访者预测之后可能会导致强迫症状复发或恶化的刺激有哪些以及该如何来应对。通过讨论，咨询师帮助来访者再次认识到症状反复是正常的，但症状的短暂波动并不代表治疗失败，反而这样一个自然发展的事件可以给自己提供一个运用所学技能处理强迫症状的机会。

当明确了可能的应激源后，咨询师和来访者重新探讨应对这些应激源的方法，包括认知技术和正念练习。最后，要求来访者写出一个如果症状复发可以遵照执行的程序清单，包括自我引导的 ERP 以及来访者自行设计的家庭作业，并要求来访者像和咨询师一起时做的那样每周去检查自己的家庭作业，以保证自己可以有效地练习这些技巧。熟练的应对技能会使来访者更自信地独立应对强迫障碍症状。

4. 维持和巩固治疗效果

治疗后与来访者的不定期接触对疗效的巩固是有帮助的。所以，治疗结束以后，为了巩固治疗效果，咨询师每 2 周到 1 个月的时间进行一次简短的电话回访（15 分钟左右），了解来访者的情况并做支持性会谈。回访显示，来访者 L 能够运用在治疗中学到的技能将强迫症状控制在可承受的范围之内，预后效果良好。

案例分析与评价：强迫症的暴露与反应阻止治疗

暴露与反应阻止（ERP）治疗是专门针对强迫症的一种认知行为治疗方法，大量的临床实证研究证明，ERP 比其他的 CBT 疗法（如放松训练、认知疗法等）和 SRI 类药物治疗具有更明显的疗效，目前已成为强迫症治疗的首选方法。

从治疗原理来看，ERP 是基于暴露的一种行为和认知干预方法。通过系统地接触引发强烈恐惧的刺激物，并逐渐地延长时间保持接触，同时停止回避、逃避和仪式化行为，使来访者形成对刺激的习惯化，抑制原来形成的恐惧反应，从而达到治疗的效果。

学习理论的模型认为，强迫症是一个刺激与反应联结的学习过程。引发恐惧反应的核心刺激是强迫观念，各种各样的刺激情境（如做练习题、看到同学出错）因为与闯入性想法（强迫观念）相联系，从而引发了恐惧，经多次重复后，刺激情境本身就与恐惧反应形成了联结。这个过程是一个经典条件反射的学习过程。接下来，当情境诱发了强烈的恐惧情绪后，来访者在恐惧情绪驱动下，实施了安全行为（回避或仪式化行为），随后焦虑和恐惧情绪得以缓解。这种消极情绪通过特定行为而减少的过程是一个负强化的学习过程，它的结果是使得安全行为逐渐增多并固定下来，成为症状。

ERP 的治疗原理就是要打破刺激情境与恐惧反应之间的联系，随着暴露时间的延长，刺激情境与恐惧反应之间的联结逐渐削弱，这个已经形成的学习联结逐渐削弱的过程叫作**消退**。消退的机理，一个是**习惯化**，即随着刺激时间的延长，机体反应逐渐减弱的过程（比如"久入兰室不闻其香"的现象）；另一个是**抑制学习**，当实际发生的结果与来访者预期的恐惧结果相背离时，原有的想法受到挑战，来访者关于恐惧的大脑认知结构就发生了改变，旧有的刺激与恐惧之间的联结就会逐渐减弱，并习得新的反应。

ERP 治疗的具体操作步骤如下：教授 CBT 模型；向来访者呈现并解释个案概念化；介绍 ERP 的基本原理；创建一个等级；实施 ERP（会谈内练习及家庭作业）；维持疗效并预防复发。

本案例的核心症状为强迫性怀疑而引起的强迫检查。经过个案概念化，咨询师发现来访者强迫症状背后的核心恐惧是来自老师和同学的负面评价，担心不被喜欢和赞许，担心自己成为"失败者"。在解释了个案概念化的内容之后，咨询师对来访者先进行认知偏差的矫正工作，然后重点进行了系统的 ERP 练习。在暴露练习中，最大的难点是来访者担心的灾难化结果几乎都没有出现过，因此咨询师采取了想象暴露的方法进行练习。家庭作业中则让来访者在自然状态下（日常写作业过程中遇到怀疑和不确定的题目时）进行暴露，取得了明显的效果。

思考与练习

1. 思考：如何通过个案概念化，找到强迫症的核心恐惧？
2. 练习：请试着对本案例中的来访者解释对其的个案概念化内容。

参 考 文 献

BARLOW D H, ELLARD K K, FAIRHOLME C P, et al, 2013. 情绪障碍跨诊断治疗的统一方案——自助手册 [M]. 谢秋媛, 何丽, 唐苏勤, 等译. 王建平, 李梅晓, 审校. 北京: 中国轻工业出版社.

BARLOW D H, FARCHIONE T D, FAIRHOLME C P, et al, 2013. 情绪障碍跨诊断治疗的统一方案——治疗师指南 [M]. 王辰怡, 尉玮, 闫煜蕾, 等译. 王建平, 李梅晓, 审校. 北京: 中国轻工业出版社.

BECK J S, 2013. 认知疗法——基础与应用 [M]. 张怡, 孙铃, 王辰怡, 等译. 王建平, 审校. 北京: 中国轻工业出版社.

HEIMBERG R G, BECKER R E, 2002. Cognitive-behavioral group therapy for social phobia: basic mechanisms and clinical strategies[M]. New York: The Guilford Press.

HOFMANN S G, 2014. 认知行为治疗——心理健康问题的应对之道 [M]. 王觅, 余苗, 赵晴雪, 译. 李松蔚, 审校. 北京: 电子工业出版社.

第四章 人本主义、心理发展的理论与案例分析

来访者中心疗法理论及基本技术

心理咨询与治疗领域的学习者及实践者，如果不了解卡尔·罗杰斯的人本主义或来访者中心理论，大概会被同行认为没有资格做心理咨询。然而，即使咨询师对该理论的内容已经十分熟悉，要在临床实践中真正达到与理论要求相一致的技术水平，也并非易事。

根据来访者中心疗法的基本假设，每个人都天生拥有**自我实现**的趋向，人性的发展具有建设性倾向，是指向与其他人建立密切的个人关系的。判断事物和行为是否符合实现趋向，并不是依据外在标准，而是个体自身有能力做出这种判断，个体这种内在的判断能力就是**机体智慧**，个体运用自身具有的机体智慧来判断事物和行为是否符合实现趋向、是积极还是消极的过程，就是**机体评价过程**。经由机体评价过程，人就逐步地在真实经验的基础上构建起**自我概念**，它与个体的真实经验相一致。自我概念是罗杰斯人格理论中的一个核心概念。在他看来，与其说个体是生活在一个客观现实的环境中，不如说他生活在自己的主观经验世界中，这个主观经验世界才是这个人的真正现实。

自我概念是指一个人对自己的了解和看法，也是人对自己和环境关系的知觉和看法。它的构成主要包括：个人对自己的知觉及与之相关的评价。归

属和爱的需要以及尊重的需要是个体需要结构的重要组成部分，而这些需要必须依靠他人才能获得满足，他人是否愿意满足个体的这些需要，取决于个体的行为是否符合他人的价值观。也就是说，他人对个体的某些需要是否给予满足要以个体的行为符合他人的价值观为前提条件，这就是**价值条件**。个体为了获得归属和爱的需要以及尊重的需要的满足，必须认同他人的价值观，久而久之就会把这些外在的价值观内化为自我结构的一部分。于是，个体的经验不再受自身固有的机体评价过程的评价，而是受内化了的社会价值规范的评价，自我就产生了**异化**。罗杰斯认为，当自我与经验之间产生异化时，个体就会产生焦虑，**防御过程**就会随之启动。防御过程是为了掩盖自我与经验的异化，维护自我结构的完整性。而当防御过程失败时，心理适应问题就会产生。

因此，心理咨询的过程就是要对自我的异化和防御过程反其道而行之，去除价值条件化，恢复机体评价功能，重建真实的自我概念。当咨询过程中提供了促使个体成长的环境条件，来访者将会降低其防御机制，更加开放地面对自己和周围的世界，接纳真实经验，启动自我机能来处理自我感受，并能采取更加亲社会的、建设性的行为方式，以顺应其内在的自我实现倾向。来访者如何理解他所面临的处境，采取什么方式解决问题，要达成什么目标，这些都不是咨询师所能掌控的，而完全取决于来访者自己。

罗杰斯提出，心理咨询中，促进来访者改变的核心条件只有三个：① **真诚一致**；② **无条件的积极关注**；③ **共感性理解**。这三条，看上去简单，做起来非常不容易，因为很难把握操作的具体形式和标准。

《罗杰斯心理治疗：经典个案及专家点评》一书，收集了非常珍贵的关于罗杰斯本人做心理咨询的详细对话记录，并通过专家对这些对话记录的分析，总结了来访者中心疗法的常用基本技术。

- 营造相互适应氛围（providing orientation）：使用对话使咨询师与来访者互相适应，尽快进入正式谈话。

- 明确表达关注（affirming attention）：咨询师通过言语和非言语信息，努力让来访者意识到咨询师对他的关注、接纳和倾听。
- 情感回应（reflecting feelings）：咨询师试图体会来访者的情绪感受。
- 理解核查（checking understanding）：咨询师检验自己是否正确地理解了来访者的意思。
- 复述（restating）：准确反映来访者所表达的情感、思想或意图。
- 表示理解（acknowledging client's unstated feelings）：表示理解来访者未说出的感受或细微的和非言语反应时的情绪体验。
- 消除疑虑（providing reassurance）：打消来访者的顾虑，鼓励表达。
- 解释（interpreting）：根据收集到的资料进行推断。
- 正视问题（confronting）：鼓励、支持来访者面对难以表达的问题。
- 直接提问（direct questioning）：带有引导意图的提问。
- 根据求助问题提出反问（turning pleas for help back to the client）：以来访者的求助问题提出反问，让其自己找出答案。
- 保持沉默和打破沉默（maintaining and breaking silence）：来访者的沉默是有意义的，咨询师可以保持沉默，也可以根据会谈需要打破沉默。
- 自我暴露（self-disclosing）：咨询师与来访者分享其个人经历、想法或感受。
- 接受更正（accepting correction）：咨询师一旦发现自己的理解与来访者的本意或事实不符，要马上接受更正。
- 共情推测（empathic guessing）：探测来访者的即时体验并接受验证。
- 选择性回应：对来访者谈话的某一方面内容进行有选择的回应，深入探查内在体验的象征意义。

根据罗杰斯的描述，来访者中心疗法的治疗过程包含了7个阶段。

第一个阶段：来访者不愿意揭示自己，没有认识到自己的情感，观念固执，对亲近的关系感觉到危险。

第二个阶段：来访者偶然会描述情感，但个体仍然远离自己的亲身感受，尽管仍然非常外化，但是开始表现出对存在的问题和冲突的一些认识。

第三个阶段：开始描述以前不能接受的情感，自由地进行自我表达，开始对自我构想的有效性表示疑问，开始意识到自己所面临的问题源自内部而不是个体之外。

第四个阶段：能够自由表达个人的内心情感，模糊地认识到长期被否认的情感是可以进入现实的，自我构想的放松，自身责任的表达，在情感的基础上开始冒险涉及别人。

第五个阶段：对情感的自由表达和接受，以前被否认的情感尽管很可怕，但意识中很清楚，认识到理智和情感之间的冲突，接受了个人对问题的责任，产生一种成为真实的自我的愿望。

第六个阶段：充分接受情感而不拒绝，一种体验强烈的释放感，愿意亲自冒险与其他人建立联系，相信其他人能接受。

第七个阶段：个人现在对体验自我感到放松，体验新的情感，几乎没有不一致，有能力核查体验的正确性。

艾里克森的心理社会发展理论

在人本取向的心理治疗过程中，为了更好地理解来访者的自我实现倾向，推动其达到自我发展与环境适应的一种健康的平衡状态，咨询师也可以将艾里克森的心理社会发展理论作为心理咨询的方向指引。作为一名精神分析学家，艾里克森从弗洛伊德的性心理阶段理论出发，扩展论述了个体与外部世界相联系时，这些阶段对成长和发展的意义，强调了自我发展的重要性及终生发展的理念。因此，艾里克森的理论并不局限于心理动力学治疗，而被广泛应用于教育辅导和心理咨询实践中。

艾里克森主要研究人的自我发展与社会适应之间的矛盾冲突，他认为性心理与社会心理发展的过程是同时进行的。该理论提出，个体在一生中的每一个阶段都要面对一种特有的心理危机，各年龄阶段的心理危机有不同主题。成功化解危机则能顺利进入下一发展阶段；如果问题不能得到解决，人就会失去平衡，个人成长将受到阻碍。

艾里克森将人生全程按危机性质的不同分为 8 个发展阶段，每个阶段的心理危机和关键发展任务如表 4.1 所示。

表 4.1　艾里克森心理社会发展理论之心理阶段

年龄段	心理发展危机	发展顺利者的心理特征	发展障碍者的心理特征
0—1 岁	信任对不信任	产生信任感和安全感	产生不安全感，焦虑
1—3 岁	自主独立对羞怯怀疑	自信，自主行动	怀疑自己的能力，对自己的行为感到羞耻
3—6 岁	主动对愧疚	主动，好奇，有责任感	畏惧，退缩，缺少自我价值感
6—12 岁	勤奋对自卑	丰富社会技能和认知技能	缺乏自信心，有失败感
青少年期	自我统合对角色混乱	形成自我认同感，明白自己是什么样的人，接受并欣赏自己	感到内心是混乱的、变化不定的，不清楚自己该成为什么样的人
成年早期	亲密对孤独	有能力与他人建立亲密的、需要承诺的关系	与社会疏离，感到孤独寂寞，否认需要亲密感
成年中期	爱心关怀对颓废迟滞	更关注家庭、社会和后代，有责任心和义务感	过分关注自我，生活缺少意义
成年晚期	完美无憾对悲观绝望	有完善感，对自己的一生感到满足与肯定	悔恨，沮丧，孤独，凄凉

0—1 岁：信任对不信任

出生后的第一年，儿童完全依赖成人照顾，信任或不信任的基本态度就是在这一时期形成的。

如果婴儿得到很好的照料，饮食、安全、关心等生理和心理需要得到充分满足，就会对养育者产生信任感和安全感。如果生理需要得不到满足，安全没有保障，被忽视或者受到伤害，婴儿就会对世界产生恐惧和不信任的态度，很容易感到焦虑。婴儿与养育者之间基于信任的相互关系是将来一切人际关系的人格基础。一个连父母都不信任的人，很难与社会上的其他人建立互相信任的人际关系。

1—3 岁：自主独立对羞怯怀疑

1—3 岁是幼儿学习基本生活能力和对环境探索尝试的时期，他们要学会自己吃饭、穿衣、大小便等，同时也对周围世界感到好奇，喜欢自己动手，经常笨手笨脚地惹出很多麻烦。这时，如果父母能够鼓励孩子大胆尝试，允许他在错误中学习，并适时提供帮助，孩子就能培养起独立自信的自我意识。相反，有的父母出于担心和溺爱，不让孩子自己尝试，凡事包办代替，或者对孩子过于苛求，稍有过错就严厉斥责或处罚孩子，就会使孩子怀疑自己的能力，为自己的行为感到羞耻，丧失自信心。

3—6 岁：主动对愧疚

学龄前儿童正值游戏年龄，喜欢参加各种团体活动，乐于在活动中表现自己，并通过游戏中的角色模仿社会中成人的角色行为。如果儿童在自发活动过程中得到鼓励和肯定，就会养成自主、敢为的个性，喜欢积极主动地参与各种社会活动。如果成人限制儿童的自发活动，不允许他们游戏，压制儿童的自我表现，则会导致儿童在行动方面退缩、被动，担心遭到批评，感到愧疚。

6—12 岁：勤奋对自卑

儿童在小学阶段长达 6 年的成长过程是其心理发展的又一个关键期。在正规教育的第一个阶段，儿童首先要经历从自由活动到集体约束的转变适应过程。有的儿童会因难以适应集体生活及学校的严格要求而出现惧怕上学的心理问题。在小学阶段，儿童需要面对各种学习任务和团体竞争的压力，体验成功与失败，逐步建立对自己能力的自信。如果儿童在学习和其他学校活动中体验到的成功多于失败，他将养成勤奋进取的性格，敢于追求成就；如果儿童在学校里过多地体验到失败感，经常得到否定性的反馈，就可能形成自卑的倾向，未来成就意识较低。

青少年期：自我统合对角色混乱

青少年期是多变而不安定的一个阶段，是儿童到成年之间的过渡阶段。青春期开始，生理和心理的剧烈变化使青少年有了新的体验，他想要搞清楚自己到底是谁，要把自己的不同角色如子女、学生、朋友、伙伴等在自我感觉上整合起来，形成统一的自我，以准备好迎接成年独立的挑战。如果不同角色之间的矛盾冲突无法形成统一，他就会陷入角色混乱，阻碍未来在就业、人际关系、社会适应等各方面的发展。

成年早期：亲密对孤独

当一个人能够独立在社会中生存时，就开始产生与他人建立亲密关系的需要，愿意与人分享和建立友谊，组建家庭。良好的人际关系和美满的婚姻家庭给人带来满足感；而无法与他人建立亲密关系则令人感到孤独寂寞，尤其在遇到困难挫折时，若缺乏支持和帮助，便会产生被遗弃感。

成年中期：爱心关怀对颓废迟滞

经历了青少年和成年早期的奋斗拼搏，中年人即将面临人生的另一个危机——中年危机。如果事业家庭有成，对自己的成就感到满意，就会将注意力转向更普遍的社会需要，关心下一代的成长，关心他人幸福，关注社会发展，愿意贡献自己的才智和力量以继续获得生命的意义。如果人生目标未能顺利实现，则会感到深深的失败和挫折，郁郁寡欢，感觉生活没有意义。这一危机若不能及时化解，就可能陷入颓废状态，人生的发展停滞不前。

成年晚期：完美无憾对悲观绝望

成年晚期亦即老年期，是一个反省的时期。一生充实和对自己负责的人能够接受自己的发展成就，并感到满意，准备好面对衰老和死亡。反之，如果回顾自己的一生，充满遗憾和悔恨，就会感到悲观绝望，在消极和恐惧中走向死亡。

案例 10 不愿放弃的爱，何去何从？

一、案例呈现

梅与平从初中起就同班。平一直是梅心中仰慕的偶像。平那么聪明，成绩那么好，发誓将来要考到清华、北大去。梅那么渴望跟平在一起，但从来没有机会让平对自己多看两眼。她拼命学习，只是为了能考上与平一样的学校，与他继续同班。她如愿以偿地与平考上同一所高中，但是高考还是把他们俩分开了。平果然去了北大，梅留在本省读一所普通大学。

梅只能默默地关心平的消息。大一的寒假，梅听说平在北大有女朋友了，想来应该跟平一样优秀吧。大二的寒假，同学聚会时，梅得知平交往了一年多的女友分手了。平显得郁郁寡欢，梅很心疼，试图安慰他。两个人同学这么多年，第一次单独谈了许久。第二天，平又来找梅。没过几天，他们就在一起了。梅不知道这算不算冲动，反正她是认真的。她甚至已经在打算要不要考研到北京去，陪平一起奋斗。

短暂的寒假结束，两个人开始了异地恋。梅渐渐感到关系有了一点变化，寒假时的亲密感被平淡的互相问候取代。梅有点不安，问平是不是自己哪里做得不对，提出要去北京看望他。平回答说这样淡淡地交往没什么不好。又一个月过去了。有一天晚上，平在电话里说，经过这段时间与梅的相处，他发现自己并不是很喜欢她，两个人差异太大了——他的志向是发奋学习争取学有所成，这样会过得很辛苦，而梅向往的是宁静、温馨的生活，他说还是分手吧。梅听了，一句话也说不出来，心里像被重重地击了一下，呼吸都不顺畅了。她哭了三天，不知道该怎么办。舍友和中学好友都劝她，让她接受现实，她做不到。她回忆起寒假两个人在一起的时候，平也流露出对家乡美景的留恋，对大都市的竞争压力也心有戚戚。她还检讨自己，是不是自己的表现跟平的前女友差距太大，不够优秀，让平失望了。她心里想，如果平能给她一个机会，让她表现得更好，也许平就不会觉得两个人差异太大了。她还想，也许追求卓越的平内心里也是向往温馨生活的吧。

二、案例分析与治疗过程

这是一个只进行了一次会谈的咨询。来访者因突然失恋的痛苦前来寻求帮助。在咨询师温暖的接纳和鼓励下，她回顾了自己与男友从初中同学开始、大学异地求学、意外成为恋人又快速分手的关系起伏过程，充分地表达了自己在与男友不同关系阶段中的情感体验和认知改变，然后她向咨询师提出一个问题："你说，我现在是放弃他好呢，还是继续追求我的最爱？"

来访者从初中起，就将学业优秀的平视为心中偶像和奋斗目标。她渴望平对自己的关注，渴望跟他在一起，究竟是出于对异性的爱，还是希望获得爱慕对象所拥有的社会赞许和肯定，恐怕青春年少的梅自己也说不清楚吧！那个时候，她的自我意识还被强大的社会价值观掩盖，她以为，只要自己学习足够好，考上一流大学，就能继续跟仰慕的人在一起。不幸的是，现实与愿望并不总是一致的，她没能考上与平一样好的大学，他们分开了。这原本不是一件坏事，平淡出梅的视线，意味着梅有机会按照自我的内在实现倾向找到适合自己的个人发展道路。然而，造化弄人，平失恋了，他居然第一次对梅表现出兴趣和接近的意愿，这样的诱惑，梅怎么抵抗得了。

梅在咨询中反复说，她和平成为恋人，自己也没想明白是怎么回事，反正就在一起了，觉得自己是很冲动的，但她一点也不后悔，她觉得能和平在一起就是最大的幸福。为了这个来之不易的"幸福"，梅的人生轨迹像被黑洞吸引一样偏离了方向，她决定考研去北京，决定陪平一起在这个竞争激烈的大都市里奋斗。如果这段感情一帆风顺，大概梅的自我成长就会跟随平的方向发展，她也许没机会考虑自己是否可以有不同的人生道路。

在甜蜜爱情的海洋中，梅忘掉了自我，以平的前女友为标杆，努力成为平眼中的优秀女孩，以期保住这段感情。她的感受开始变得不真实，反应也迟疑起来，因为每次对平的信息做出回应时，梅都要考虑平喜欢什么样的反应、他的同学会怎么评价自己这个平的异地女友。渐渐地，两个人的关系变得有隔阂了，不再那样亲密自然，连梅自己都感到了不对劲，但是她毫无办法，因为她也不知道平希望自己怎么表现他才满意。平当然也感觉到了，他察觉到两人的明显差异，寒假回家时萌生的对小城市温馨平凡生活的留恋，回北京后被周围的火热创业环境感染，他又坚定了要留在北京创业奋斗的决心。平知道，如果不是为了他，梅自己并不向往大城市的生活，或者，她也不一定适合这种高竞争的生活节奏，所以平做了决定，要跟梅分手。

在失恋的重创下，梅想不明白平为什么不愿和自己在一起了，但是她清楚地感受到自己的痛楚，她的痛楚是很多种情感的混杂，失去这么优秀的男友，自我的价值被否定（我的表现跟平的前女友差距太大，我不够优秀，让平失望了），失去未来奋斗目标，或许还有其他……

挫折，对于正处于青年期自我整合发展阶段的梅来说，促使她不得不重新审视自我价值和未来发展方向。"我不够优秀吗？只有追求学业成就才能证明自己的价值吗？如果我通过努力，成为平欣赏的那种女孩，就能收获爱情和幸福吗？我喜欢平静、温馨的城镇生活，跟平向往的奋力拼搏，哪个才是正确的人生道路呢？平果真要留在大城市里辛苦奋斗吗？他会不会有一天也厌倦了拼搏而回归宁静的生活呢？……"对于这一系列的疑问，咨询师并没有答案，平和梅也不一定知道答案，每个人都需要在现实的探索中才能找到自己心里的答案。因此，咨询师的帮助策略是支持、接纳、共情、鼓励自我探索和自主决策并承担个人责任。

在会谈的最后，梅做了决定。她不甘心放弃这段感情，她希望验证自己和平的差距是否不可弥补，她也希望看到自己的努力是否能改变平对自己的态度。她变得勇敢起来，脸上重新露出希望的光芒。

咨询师跟梅约定，如果有困难可以再来，但是梅没有再来。咨询师不知道梅的计划是顺利还是遇到挫折，他希望梅能在这些成功或挫折中，越来越接近自己真实的内心，更多地体验到自我成就感，而不是活在他人价值观的影响下。

案例分析与评价：青春期的角色混乱与自我统合

　　恋爱中的困惑是高校心理咨询中比较常见的一种个案类型。大学生处于青春期向成人转变的发展阶段，生理、情感、人际关系、学业成就等各种发展需要空前高涨，汇聚在一起，不可避免地会产生一些冲突和矛盾，这就是艾里克森所说的"自我统合对角色混乱"的发展过程。处于冲突中的年轻人当然会感受到明显的痛苦，它比以前任何一个阶段都要更加强烈、更加真切，而这也是心理成长的关键阶段。咨询师若能理解来访者当前的痛苦来源和发展需要，就能充分地信任来访者的自我探索，鼓励来访者通过对自我内心感受与现实环境这一冲突的真实体验，逐步建立自我的独立判断，并自主进行决策。咨询师的任务是陪伴、鼓励、促进成长，而不是简单的教导和直接提供建议。

　　本案例中的女生，在得到了暗恋多年的优秀男生的感情之后，又意外地遭到对方拒绝。她的自我意识受到了巨大冲击。自己究竟是可爱还是不可爱，是优秀还是平凡，该坚持自我还是接受他人的评价标准？她不停地自问，试图寻找到答案。

　　尽管只是一次性的咨询，也可以观察到来访者在咨询过程中的心理变化。最开始时，她纠结于要不要继续追求已经拒绝自己的男友，这个时候感情的需要压倒一切。随着自我探索的展开，她慢慢触摸到自己的内在感受，除了对男朋友的崇拜、欣赏和喜欢，她也看到两人之间的天赋差异、价值追求分歧，但是她还没有勇气面对自我，依然倾向于接受男朋友的价值标准，想成为他心目中的"优秀"女孩。在咨询的后面阶段，她的自我怀疑与对男友观点的怀疑开始势均力敌，她试探着说"也许他内心里也是向往平凡、宁静的生活的吧"，使咨询师看到了她内心力量的增长。咨询结束的时候，来访者决定要主动挽留男朋友，虽然不知道结局如何，但她的自我怀疑和动摇已经明显减弱了，她敢于接受可能的不利结果，敢于去承受生活的打击，希望拥有真实的自我体验。此时，她内心对自我的经验是持开放和接纳的态度的。这是一个良好的开端。

按罗杰斯所说，成为"真实的自我"，需要做到以下几点：① 对经验保持开放性；② 信赖自己的经验；③ 拥有内在评估标准；④ 愿意继续成长。

希望每一个来访者都能通过这一帮助过程，成为真实的自我！

思考与练习

1. 来访者当前的主要发展冲突是什么主题？从中可看出她之前的哪个阶段的发展任务尚未完成？

2. 如果梅对平的爱情追求失败了，你将从哪个角度继续开展咨询？

案例 11　在艺术创作中寻找自我

这个案例前后经历了两位咨询师。第一位咨询师 A 为男性，在为来访者持续进行了一年的咨询之后，咨询师因个人原因不能继续为来访者提供服务。在征得来访者同意后，咨询师 A 将来访者转介给咨询师 B。来访者与咨询师 B 又持续了一年的咨询，然后结束咨询过程。以下第一部分为咨询师 A 的案例报告及分析，第二部分为咨询师 B 的案例报告及分析。

一、咨询师 A 的案例报告及分析

来访者为女性，大学二年级学生，因出现进食方面的障碍以及情绪障碍，主动预约来访。自述之前已尝试过两次心理咨询，第一次去找了学校的咨询老师，对方主要采用直接指导的方式，第二次是去一家社会咨询机构求助，对方以故事形式即隐喻的方式指导，来访者对这两次咨询都不满意，后来通过网络找到咨询师 A。

1.稳定情绪和建立关系阶段（共 6 次会谈）

来访者的主要症状表现为，长期的情绪崩溃（咨询之前连续一个半月，一进入咨询室便开始哭泣，且在咨询过程中不断哭泣），自诉有暴食情况，在过去的一个半月中基本每天有两到三次催吐现象（每次大约半个小时），并且有自伤行为（使用刀具划伤胳膊）。

咨询师第一次看到来访者，观察到其情绪不稳定，并且全部为负性情绪，时刻处于紧张焦虑之中，"如同头上悬着一把剑"（来访者初期常常这样表达），所以咨询师认为应该先以稳定情绪为重。稳定情绪过程中咨询师从三个方面开始：第一，将不可控的事情变得可控；第二，发掘她生活里的积极事件，扩大积极事件对她的影响；第三，让来访者看到在情绪崩溃时出现的认知、情绪、行为之间的关联。

首先，探求了第一次暴食的情况。那是在暑期，来访者到欧洲参加一项艺术培训，期间有一次吃得太多就催吐了。接下来一次是一个月后回到国内，又由于吃得多催吐一次。到九月初出现暴食（事实上在正常范围），但是开始连续地催吐，每天两到三次，以达到减肥和缓解情绪的目的（在一个半月之内有效地减掉20多斤，成为一个身材比较苗条的女性，减肥是由于母亲和自己都认为自己太胖了。在吐的过程中有愉悦感，"泄愤的感觉"；以及负罪感，认为对不起妈妈，如果妈妈知道了会很心疼）。在咨询中来访者自述，在情绪很紧张和很愉悦时会催吐，紧张时是在放松，愉悦时是在庆祝。当前状况下最忧虑的是自己未来的就业问题，每次想到或妈妈提到或者与咨询师一起规划的计划出现挫折时都会情绪崩溃。在这六次咨询中催吐症状的改变如下：从每周18次左右（未咨询）到8次、6次、3次、2次、3次、1次。对于催吐这个"症状"，咨询师认为长期的催吐会损害健康，所以比较看重，每次都会预留时间专门讨论这一问题。来访者也认为催吐会损害健康而且会让妈妈伤心，但是并不认为情况很严重，想要改变的意愿并不高。所以对于来访者症状的改进，咨询师认为是情绪稳定以及移情性的改进带来的效果。

其次，对于稳定情绪，一方面是将不可控的事情变得可控。来访者认为自己最焦虑的事情是未来的不确定。她的目标是将来到欧洲从事一份艺术创作工作，但是她认为目标遥不可及，自己做出了很多努力，但是现实的反馈和妈妈的反馈都不"理想"。在这6次咨询中，每次咨询师都会和来访者共同列出一个计划列表，探讨如何从现实情况一步一步走到理想情况，每一步都会有什么意外情况，每一步完成的可能性有多大，如果出了意外情况应该如何应对。咨询师在反思过程中认为稳定情绪就是稳定引起情绪的事件。有时候虽然来访者所提出的问题并不是她自己真的需要解决的问题，但是重视并接纳来访者的问题，无疑是对来访者本身的尊重。

再次，发掘她生活里的积极事件，扩大积极事件对她的影响，以及将一些事件进行正向的构建。例如，来访者与咨询师讨论自己两次艺术创作的过程及内容，咨询师注意到在其中一次出现台词，"你还年轻，但是还有希望"，同时充分肯定来访者在人际关系及父母评价中"善良、温暖、自信、学习能力强、成绩好、人际交往能力强"等优点，以及她带来的艺术作品中表现出的天赋。来访者与父亲关系差，认为父亲不关心自己，与之有很多隔阂。在叙述关于父亲事情的最后阶段时，咨询师询问道："与父亲的关系最终会怎么解决呢？"她说："毕竟是血缘关系，到最后还是会和好的。"咨询师解释："嗯，我好像看到你已经原谅父亲了，是吗？"在下一次的咨询时，来访者说自己给父亲打了电话，冰释前嫌了。

在认知、情绪、行为相互关系的认识方面，咨询师与来访者共同列出让来访者情绪崩溃的事情的触发事件、情绪、相应的认知，以及相应的行为。咨询师总结出来访者的一个认知偏差是"我应该是完美的"，接着对于这一点进行了讨论，在下一次咨询时发现这个偏差的认知有了松动的迹象。来访者认为在学习过程中，自己尽全力可以达到90分，而自己需要100分，这件事情让其焦虑。当然她意识到了这些也就意味着，她内心里并不是一定要自己考满分。随之而来的是认知改变的其他表现，追求完美的信念有了一丝松动。

在前6次咨询中，咨询师尽量保持中立，并且尊重来访者的问题，这样咨询关系得到快速的建立（来访者明确表示，她认为自己在咨询师这里得到了很大帮助，每次过来感觉获得了能量；来访者和咨询师分享了她的艺术作品，而这个艺术作品只让她认为很重要的两个人看过；在之后的一次咨询时来访者带了礼物给咨询师），她的情绪也变得稳定（日常生活中情绪崩溃的频率低了很多）。

2. 自我探索的开始阶段（共5次会谈）

在来访者的成长经历中，她和妈妈的关系对她来说是至关重要的，她的妈妈掌控着她的生活，从初中到高中，一直到现在。妈妈为她提供最好的学习资源，为她提供最好的生活资源，把她作为家庭的焦点，而这一切都掌控着她，让她每时每刻都向优秀的方向前进，而她也是按照这个方向走的，进最好的学校、最好的班级（小学一直是第一名，初中中上游，高中前列，大学拿最高奖学金），"只要用功努力学习，就一定会成功"。这让她没有独立意识，太依赖母亲，很多事都要问一下母亲可以不可以，没有一个完整的自我，所以咨询师认为她所缺的是对于自我的探索和寻找，而这样的探索和寻找是和妈妈的要求不一致的，内心日渐强烈的探索欲望与意识层面对妈妈的服从产生了巨大的冲突。

当改变开始的时候，或者说她开始有勇气探索时，咨询师甚至还不知道是怎么回事。她告诉咨询师，她准备离开学校，她要找一个地方开始艺术创作，那是她梦想般的生活。接着她果然就这样做了，按照之前说的那样离开学校，去一个大家都不知道的地方进行封闭创作，但是她依然按时来咨询。出于安全考虑，咨询师通过一番说服设法让来访者回到了宿舍，但是即使回到宿舍她依然继续完成她的艺术作品，而不是去上课或准备托福考试（这是母亲要求她的）。很有意义的一点是，虽然她忘我地抛下一切，向妈妈希望的反方向探索，但她并没有让自己处于任何难以解决的困境，她巧妙地在老师和同学那里撒了谎，因此她不在校也不会被认为是失踪了而引起注意。有一次，她带了很多礼物给咨询师。按照规定和伦理，咨询师拒绝了她的礼物。她的反应很激动。她告诉咨询师，当他拒绝她的时候，她想起自己小的时候有一次给妈妈准备了一张很精致的贺卡，结果被拒绝了。咨询师对她说，他不是来访者妈妈的替代品，来访者无须取悦咨询师、寻求咨询师的认可，她只需要往自己想要的方向而不是妈妈想要的方向探索。这样的探索必然是痛苦而又快乐的。在这个时期她的催吐又变得频繁了，基本上是每天一次。但是，来访者说，"悬在头上的那把剑没有了"，感觉自己变得"冷漠了"。咨询师认为，她所谓的冷漠是一种成熟，当她找到了自己，就不会因为妈妈或预期的就业压力而惶惶不可终日了。接下来发生了更大的改变。她勇敢地把这几个月的事情告诉了妈妈，跟妈妈说自己决定不考托福、不去美国了，她要好好想想以后要做哪方面的工作，然后才能决定去哪里求学。听了这一番话，来访者的母亲在电话里就哭了，她告诉家里其他人，然后全家人都崩溃了。

但是来访者说，她自己的情绪没有崩溃，她冷静地看着这一切，因为她知道，该来的迟早会来，她不想再任由母亲摆布了。

第 10 次咨询，来访者表示可以更加独立地解决问题了。她说："我觉得可以更加独立地解决问题了，反正也不能一直依赖你。"在这次咨询中，来访者和咨询师谈论了两幅她还未完成的作品，这两幅作品充满创意。第 11 次，她提到妈妈要来看她了，在来之前的两周给她打了很多电话，每次时间也很长，大致的内容是说教，而她会把电话放在一边假装听。她说，等她妈妈来了，她就表演一个很幸福的自己给她看，而她很善于表演，在别人面前掩饰自己真正的样子，因为她知道，如果她表露出自己的真实面目，别人就不会喜欢她。但她知道在咨询师这里，她可以随心所欲地表达自己内心的想法，不会被否定，不会被拒绝。

3. 自我探索和自我接纳阶段（共 8 次咨询）

就这样，遵循来访者中心疗法的理念，同时结合运用其他技术以应对临时发生的现实问题，咨询持续了一年。当咨询师 A 因个人原因无法继续为来访者提供心理咨询时，来访者出现强烈的情绪波动，对未来感到恐慌。征得来访者同意后，咨询师 A 将来访者转介给有多年咨询经验的咨询师 B，以下为提供给咨询师 B 的来访者资料中 A 对整个咨询过程的总结和反思。

"我觉得人本主义的理念，体现在整个过程和氛围。当我第一眼看到来访者时，她犹如两块磁铁中间的一粒磁石，不断摇晃，惶恐不安，很快开始哭泣。我试图参与到她所发生的事件中，我试图看到这些糟糕的事件会给她带来如何强烈的情绪体验，我试图反馈给她我的真实想法。渐渐地我们互相信任，我更多地参与到她的生活经验中，开始理解这样的生活给这样的她带来了什么。我们一起分析发生了什么，可能会发生什么，希望看到她自己真实的生活，不管是过去、现在还是未来，不管是痛苦的还是快乐的。渐渐地，她不再一直哭泣，她开始鼓起勇气尝试面对生活，尝试去做自己想做的事情，尝试反对妈妈，尝试艺术创作，尝试做一些兼职感受生活，尝试为未来打算。

这个时候她的生活包括两个部分：想过的生活和不想要的生活。她之后的经历告诉我们，这两部分的生活交替出现，我觉得也许生活本来如此。在整个过程中，来访者面临了多个沉重的打击：来自父母对于学艺术的反对；来自同学和自己对于创作失败的打击；来自留学中介以及国外教师对于出国方面的打击。每一次打击都给她带来极其强烈的绝望体验，带来灾难性的想法，和过激行为的冲动。在整个过程中我参与到她的事件中，体验她的绝望，跟她探讨这些事对她来说意味着什么，以及她是如何应对当时的情绪爆发的。我相信有些东西不是偶然的，就像每次的灾难性事件之后，来访者都能找到一条新的出路。我深深地相信这个世界没有最难的事情，坚持一下，我们都能找到一条新的出路。我克制自己的行为，我坚守着不去打破咨询的规则，不去做'更多'的事情。我知道有些事是属于她的，可能很难，她要自己逐渐去面对。有些事必须让她逐渐感受到她应该成为自己生活的主要控制者，她会慢慢适应如何应对沉重的打击。也许来访者还没有完全成为自己，但是我清晰地感觉到她在这条路上前进了几步。也许她的处境没有变、情绪体验没有变、应对方式没有变，但是发生改变的是，她知道了这一切，知道了她的处境、她的情绪体验和她的应对方式，并尝试接纳一切。她不再战战兢兢、诚惶诚恐，而是坚定地、不断地尝试面对生活，哪怕还是有绝望的感觉，但不会手足无措。试问哪个人又可以完全成为自己呢？应该没有人。每个人都在路上。"

二、咨询师 B 的案例报告及分析

咨询师 B 在接手该案例后，直至咨询结束，工作内容基本分为三个阶段：转换衔接、探索与成长、结束咨询。

1. 转换衔接阶段（共 4 次会谈）

咨询师 B 首次与来访者会谈，谨慎地采取了观察者的角度，给予来访者充分的空间和时间以帮助她体验并处理与咨询师 A 分离的痛苦，总结上一段咨询过程中自己的发现和领悟、所做出的行动努力以及收获与反馈，然后讨论了接下来的咨询中来访者的想法和要求。随着会谈次数的增加，咨询师 B 与来访者的关系逐步建立起来，有了相互的信任、理解、尊重与合作，为咨询进入更深的自我探索奠定了基础。

　　来访者在咨询师 B 面前，坦然表达了与咨询师 A 结束咨询关系后所体验到的深深的绝望与痛苦。她沉浸在看美剧、发呆、睡觉中，心里充满了强烈的孤单和悲伤情绪。与此同时，她也强迫自己去学习和准备期末考试，并再次感受到巨大的压力，以前担忧的一切仿佛重新回来了：紧张的亲子关系，没有好朋友，同学关系疏离，不喜欢专业课程和老师，未来理想遥遥无期……她的催吐症状有加重的迹象。

　　第 2 次会谈，来访者继续沉浸在分离的痛苦中，但自述能够做一些事情来面对不好的情绪状态。来访者继续写作，完成了一篇短篇小说并敢于拿去给老师评阅，情绪略有好转之后，她开始与老师和同学有一些互动交流，还跟父母在电话里做了交流，希望母亲不要再"遥控"她在校的学习和生活。

　　第 3 次会谈，重点讨论当前面临的学业压力、考试以及出国深造的计划。来访者表达了自己对国内高校教学体制的不满，澄清了出国求学想换专业方向的理由（当然她知道父母并不认同她的看法）。双方还讨论了，面对消极情绪和压力症状，来访者尝试的应对策略中哪些有效、哪些无效，可以有什么改进。

　　第 4 次会谈，开始进行下阶段咨询工作重点的澄清与沟通。来访者回顾了自己一年咨询中思考的内容，包括与父母的关系、对所学专业的思考、应对环境压力的策略等，领悟到紧张情绪的来源是追求学业优秀与发展个人兴趣之间的冲突，希望后续的咨询能在这一方向继续探索。

2. 探索与成长阶段（共 18 次会谈）

　　在近 3 个月的时间里，来访者都承受着巨大的压力。由于她选择了跨专业申请国外研究生项目，需要完成大量的申请准备工作（包括较高的语言考试成绩），而在这件事情上，除了父母提供经济上的援助外，其他人基本不可能提供太多帮助，她只能靠自己。与此同时，她还要应付本没有兴趣的学校课程和考试。她咬牙坚持着，她的抑郁和焦虑情绪反反复复，忽好忽坏。她的收获是，她慢慢发现了消极情绪的来源，也发现情绪波动具有一定的规律性，并且有了不少对付坏情绪的办法。她明白，正因为自己选择了一条不好走的人生道路，所以这些苦和累大概是无法避免的，也许，更大的挫折还在前面等着她，但是她别无选择，只能继续朝前走。好在，她知道咨询师会站在她身旁，陪伴她、理解她、支持她的探索与努力（期间，来访者母亲曾一度质疑咨询师在鼓励孩子反抗父母。为此咨询师与来访者母亲进行了一次电话沟通，帮助她思考，按父母的意愿安排孩子的一生，和给孩子自由去探索并获得经验，哪一个是对孩子更负责任的做法，来访者母亲开始反省并有所改变）。

在千辛万苦获得项目申请许可并只身赴国外学校面试后，上天对这个女孩的垂青并没有到来，她的申请被拒绝了。来访者所受到的打击是不言而喻的，不过她并没有被彻底击倒。她一个人静静地思考了一周，回想面试过程中得到的国外学校指导教师对自己专业基础及发展可能性的反馈，做了一个新的专业发展方案。接下来的一段时间，她开始着手收集与新方案相关的资料和信息，心情慢慢恢复起来。她阅读小说、文学理论、弗洛姆的哲学思想，等等，希望能找到不同的途径以实现自己的理想目标。她也逐渐理解了母亲对自己前途的关注与担忧，能够在理解父母的同时坚持自己的道路，愤怒、反抗、内疚、恐惧等情绪也没那么强烈了。当然，现实压力依然存在。她告诉咨询师，自己已经彻底不用催吐来缓解压力了，她用写日记来代替原来的减压手段，并领悟到自己喜欢文学和表演，是源于对生命过程中各种情感体验（尤其是痛苦）表达的需要，生命的任何一种存在都是有价值的，她已经不再躲避，现在她可以去迎接并承受它们。

来访者的新方案也一波三折，历经数次修改。这段时间里，父母与她的关系有明显的进步。虽然他们依然不看好女儿选择的专业方向，担心她选的专业未来不好就业，担心她错过最好的青春年华，但他们不再阻拦女儿的脚步，只是默默地守望和支持她。一次，来访者遇到较大的困难，情绪非常低落，她给好朋友打电话，对方正忙没有接听。失落之中，不知为什么，她拨通了爸爸的手机，意外地得到爸爸温柔的安慰（以前几乎没有过！），于是心情就好起来，她不再记恨中学时爸爸粗暴地对待自己、生病了也不许回家休息，能接受人都会改变，自己也会变得好起来。经过三次修改和调整，来访者的最终留学方案实施成功，她获得了国外某大学的研究生录取通知书。与此同时，她也顺利完成了本科阶段的全部学习任务，即将毕业。

分离的时刻，再一次到来。

3.结束咨询阶段（共3次会谈）

在总结和结束咨询阶段，来访者自述，再一次与咨询师分离，自己的感受与第一次已经不同了。虽然关系的结束还是令人感到痛苦，但这一次，自己有了其他支持自己的人际关系，不再感到那么孤独，也相信自己一个人可以面对未来。

来访者谈到自己在就业和与男朋友的关系方面，部分接受母亲的看法，认为有一定道理，自己会慎重考虑。对于自己的艺术创作，来访者坚持自己的观点，认为不能妥协，只会把作品给有欣赏水平的人去评价和反馈。她的抑郁情绪偶尔还会出现，主要采用写作、绘画、体育锻炼等方式去应对。

毕业离校之前，来访者回顾了大学四年的人际关系变化，对老师、同学有了新的认识，觉得不能苛求人人都能理解和接纳自己，只要把握好人际关系的距离，就不会对自己和他人有伤害。来访者与男朋友结束了恋爱关系，双方都意识到个人的职业发展尚不明确，希望给对方更多的自由，他们都确信在这段关系里，他们曾经相爱过，而未来是未知的。

来访者期待着国外留学的新生活，她知道母亲更期待她的留学文凭，她希望父母会因她的努力而高兴。她不会再把父母、社会定义的成功作为自己的人生目标，也觉得没有必要为了显示自己的独立而刻意反抗家庭和社会期望，只要一心追求自己的意义就好了。

最后一次咨询，在前半段时间里，来访者说了很多抽象意义的话，谈到人与环境的关系，谈到个人选择与环境阻碍的冲突，其实双方都知道，这只是在逃避分离那一刻的到来。

最后时刻，来访者红着眼圈，跟咨询师道别。她表达了对前后两位咨询师的感激。她说，在自己最困难的时期，得到了两位咨询师的真诚理解和具有专业水平的帮助，让她的自我力量得到提升，她相信，她可以独立面对未来可能的任何挑战。

案例分析与评价：自我的力量与咨询师的爱

这个案例前后持续了两年，咨询过程中整合使用了多种技术，而从案例的整体脉络来看，依然是符合人本取向的。每个来访者的问题性质、环境条件、成长经历、个性特征等都不尽相同，决定了适合他/她的理论和技术可能也有所偏向。该来访者在见咨询师 A 之前，尝试过其他两位不同风格的咨询师，未能成功建立关系，提示直接指导和叙事隐喻方法在最初的阶段对她帮助不大。咨询师 A 采用来访者中心疗法的理论取向建立关系，比较适合这个案例。

真实个案的咨询工作往往与教科书上展示的标准做法有着很多不一致。这个案例，主要采用来访者中心疗法，不诊断、不评价、不探究历史、不解释、非指导性……但咨询师不能回避的是，在最初阶段，来访者存在明显的消极情绪以及进食障碍的症状，躯体健康和安全性都有一定风险，因此在必要情况下，采取了部分认知行为技术以缓解情绪、化解危机，从而保障了咨询的顺利进行。在来访者的情绪和催吐症状局部好转后，咨询师及时撤回了指导性的技术，回归来访者中心的定位。随着咨询的深入、来访者对自己情绪和行为问题来源的领悟、在尝试过程中获得的个人经验日渐增多，来访者的抑郁和催吐症状显著缓解，这也支持了罗杰斯的观点——当提供了促使个体成长的环境条件时，来访者将能够自己走向建设性的行为方式。

　　一个人内心的自我实现倾向有多么强大的威力，在本案例中可以一窥其貌。一个身材弱小的女生，为了理想，敢于抵制学校考试，敢于一个人躲在小旅馆里创作，敢于不远万里只身赴国外面试，敢于放弃父母的庇护选择可能没饭碗的专业……正是看到了这些，来访者的父母才终于放弃了对女儿的控制，寄希望于孩子在现实中学会长大。事实也正是如此。如果理想不切实际，那么个体必定会在追求理想的过程中，尝尽酸甜苦辣，最终学会自我调整，朝更具可行性的方向努力。这个过程当然是痛苦的，而咨询师只是一个观察者和陪伴者，不能帮助过度，也不能替来访者承担任何责任。只有这样，帮助才能产生作用，来访者才能获得领悟和发展成熟，她因此变得更加独立和自信。

　　一个人的成长经历是其他任何人都不能够代替的，咨询师能做的，只有真诚、接纳和理解，这也是来访者所感受到的——咨询师的爱。

思考与练习

1. 当来访者可能发生自伤或伤害他人的危机情况时，咨询师如何向来访者解释自己采取危机干预措施的出发点和必要性？
2. 请尝试用罗杰斯的理论理解进食障碍的心理成因。

参 考 文 献

COREY G，2010. 心理咨询与治疗的理论及实践［M］. 谭晨，译. 北京：中国轻工业出版社.

FARBER B A，BRINK D C，RASKIN P M，2006. 罗杰斯心理治疗——经典个案及专家点评［M］. 郑刚，等译. 北京：中国轻工业出版社.

后 记

　　萌生写一本心理咨询与治疗案例教材的想法，始于我在苏州大学教授的一门研究生课程。作为应用心理学方向研究生培养计划的内容，这门课程的目标是通过对心理咨询与治疗的理论学习和案例研讨，使学生基本掌握开展个案工作的专业技能。在教学工作中，我经常遇到的困难就是缺乏合适的教学案例。我自己，包括我观察的很多同行，通常会在教学中即兴地想起某个案例片段，讲给学生听，感觉这就是案例教学了。其实很多时候，这种没有预先准备而临时想起来的案例，可能信息量并不够充分，或者内容上与当前的教学目标并不十分吻合。当课堂上要求学生从自己的生活中找例子来进行讨论和练习时，遇到的困难会更多，往往他们要么找不出例子来，要么想到的例子并不合适。

　　在心理咨询师的专业培训和督导活动中，我也发现有类似的困难。初学者没有个案经验，理论学习中很难有机会看到完整的个案治疗过程，对心理咨询与治疗的理解停留在片段化、平面化的局部经验里，遇到真实个案就手忙脚乱，不知从何入手，缺乏系统而有步骤地开展工作的指导思路。

　　所以，当苏州大学研究生院开展研究生培养的案例教材建设项目时，我就动心了。自觉一个人势单力薄，就邀请了两位学识和教学经验都比我丰富的专家，一起来做这件并不容易的事情。批准立项之后，第一年主要是广泛收集相关案例资料，经作者集体讨论后，选择适合初学者、临床表现典型、能体现理论和技术要点的心理咨询与治疗案例，进行汇总整理和归类，然后再重新创作。第二年，我开始在研究生的心理咨询课程里使用这些案例进行示范教学，得到了很多积极反馈，于是再次进行改写以满足教学要求。在这个过程中，每位作者都深切体会到写案例的痛苦，因为它不是真的，还得比真实案例更像真的，必须与个案工作的真实规律相符合。还好，现在终于定稿了，我再也不用冥思苦想、辗转反侧推敲案例细节了。

本书是作者们的集体创作成果，各章具体工作分工如下：前言，刘稚颖；第一章，刘稚颖；第二章，李鸣、刘稚颖；第三章，刘稚颖、曹莉萍、汤晓峰；第四章，刘稚颖、吴继霞、杨阳。全书由吴继霞进行教学设计及终稿审核，刘稚颖负责统稿。

"万千心理"总策划石铁先生的热情支持，促成了此书的出版，特此感谢。也非常感谢责任编辑戴婕的辛勤工作。

第一次编写心理咨询与治疗案例教材，内心惴惴不安。才疏学浅，难免存在不足，望读者不吝赐教。

刘稚颖

2017 年 9 月于苏州大学